百病取穴
速查图册

真人彩图版

第2版

李志刚 主编

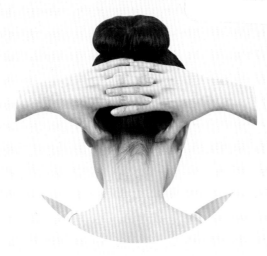

化学工业出版社

·北京·

编写人员名单

主　　编：李志刚

编写人员：李志刚　张　帆　张腾方　吴晓静

摄　　影：张其超　张其颢

模　　特：马佳慧　孔令媛　龙　蔚　邹静洋

图书在版编目（CIP）数据

百病取穴速查图册：真人彩图版／李志刚主编．

2版．-- 北京：化学工业出版社，2024. 11. -- ISBN
978-7-122-46646-4

Ⅰ. R224.2-64

中国国家版本馆 CIP 数据核字第 20244S7G95 号

责任编辑：高　霞　　　　　　　装帧设计：逗号张文化

责任校对：宋　夏

出版发行：化学工业出版社（北京市东城区青年湖南街 13 号　邮政编码 100011）

印　　装：北京瑞禾彩色印刷有限公司

710mm×1000mm　1/16　印张 9½　字数 180 千字　2025 年 1 月北京第 2 版第 1 次印刷

购书咨询：010-64518888　　售后服务：010-64518899

网　　址：http://www.cip.com.cn

凡购买本书，如有缺损质量问题，本社销售中心负责调换。

定　　价：48.00 元

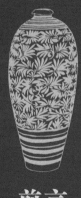

前言

　　经络是气血运行的通道，它连接着脏腑和体表及全身各部分，是人体功能的重要调控系统。当人体患病时，经络不仅成为病邪传入的途径，而且其循行之处往往出现明显的压痛、结节，相应的皮肤色泽、形态也会发生变化。这时人们不仅可通过这些现象探查病因和发病部位，也可根据经络循行路线找到并刺激体表的特定穴位，以达到治病的目的。

　　为方便读者"由病找穴，以穴治病"，我们总结出常见疾病防治特效穴位，以方便读者快速取穴，对症治疗。

　　本书以国家标准《经穴名称与定位》（GB/T 12346—2021）为标准，详细介绍了人体十四条主要经脉上的所有穴位，以及经外奇穴，总计362个经穴和51个经外奇穴的名称和准确定位，并提供了每个穴位的最简易操作方法、功能主治，以及取穴的一些诀窍。全书采用真人图片来标示穴位，定位更加清晰准确、形象直观，查找更加便捷。

需要特别说明的是，本书所介绍的部分简易取穴法，旨在便捷地帮助读者快速定位穴位，并适用于按摩、拔罐、刮痧等中医传统疗法的取穴实践，而在涉及针灸取穴时，鉴于其高度的精确性要求，临床上普遍采用骨度分寸法等更专业复杂的定位法，以保证取穴的准确无误。

我们真诚地希望本书能给读者朋友们提供便利，带去健康、幸福和快乐。

本着对读者负责的态度，在本书编写过程中我们进行了斟字酌句的考量，力求杜绝瑕疵和错误。由于编写时间以及编者水平的限制，书中难免存在疏漏和不当之处，恳请广大读者批评指正。

常见病防治特效穴位

呼吸系统病症

气管炎，支气管炎

鱼际，尺泽，孔最，肺俞，曲池

咳嗽

肺俞，尺泽，列缺

肺炎

肺俞，定喘，合谷，少商，尺泽

哮喘

肺俞，天突，尺泽，肾俞

感冒

大椎，风门，列缺，曲池，外关，合谷

循环系统病症

心绞痛

心俞，厥阴俞，内关，膻中

心慌，心悸

郄门，神门，心俞，巨阙

高血压

百会，曲池，太冲，太溪

中风

内关，水沟，三阴交，极泉，尺泽，委中

消化系统病症

胃炎

三阴交，阴陵泉，脾俞，至阳，日月

胃溃疡，十二指肠溃疡

梁丘，足三里，公孙，脾俞，胃俞，内关

腹痛

中脘，神阙，足三里

呕吐

内关，中脘，足三里

胆囊炎

胆囊，阳陵泉，日月，足临泣，胆俞，肝俞

黄疸

至阳，胆俞，阳陵泉，太冲

消化不良

足三里，中脘，脾俞，阴陵泉，章门

便秘

天枢，支沟，上巨虚，大肠俞

肠炎

天枢，阴陵泉，上巨虚，公孙，三焦俞

痔疮

次髎，会阳，承山，二白

神经系统病症

头痛

百会，太阳，风池，合谷

周围性面瘫

攒竹，阳白，四白，颧髎，颊车，地仓，合谷

癫痫

百会，涌泉，照海，申脉，水沟

三叉神经痛

太阳，四白，下关，合谷

健忘

百会，足三里，劳宫

失眠

三阴交，神门，四神聪

肌肉骨骼系统病症

落枕

后溪，外劳宫

肩周炎

肩髃，秉风，手五里，承山，条口，肩髎

肘关节炎

少海，灵道，曲池，下廉，腕骨

颈椎病

后溪，肾俞，风池，昆仑，京骨，夹脊

坐骨神经痛

昆仑，环跳，秩边，承山，委中

腰痛

肾俞，腰眼，委中

膝痛

鹤顶，委中，阴市，髀关，悬钟

风湿性关节炎

肾俞，心俞，血海，阴陵泉，阳辅，漏谷

内分泌系统病症

甲状腺肿大

支沟，行间，阳陵泉，肩井，颈百劳，手五里

糖尿病

三阴交，地机，内庭，足三里，阳陵泉，然谷

甲状腺功能减退

神阙，足三里，太溪，太冲，涌泉

血脂异常

丰隆，承山，漏谷，足三里，三阴交

肥胖症

内关，天枢，中脘，建里，脾俞，足三里，三阴交

五官科病症

扁桃体炎

曲池，合谷，肺俞，外关，涌泉

咽喉肿痛

少商，尺泽，照海，合谷，廉泉

青光眼

光明，胆俞，头窍阴，攒竹，阳谷，太冲

白内障

承泣，巨髎，少泽，瞳子髎，球后

眩晕

百会，脾俞，胃俞，足三里

耳鸣，耳聋

翳风，听会，侠溪，中渚

鼻炎，鼻窦炎

列缺，合谷，迎香，印堂

牙痛

合谷，颊车，下关

口疮

地仓，廉泉，合谷

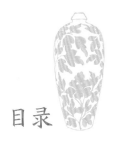

目录

取穴定位法 ·········· 1

腧穴定位常用体表标志 ·········· 1

骨度折量定位法 ·········· 3

手指同身寸定位法 ·········· 5

取穴的一般体位 ·········· 6

手太阴肺经 ·········· 8

中府 ·········· 9

云门 ·········· 9

天府 ·········· 9

侠白 ·········· 9

尺泽 ·········· 10

孔最 ·········· 10

列缺 ·········· 10

经渠 ·········· 10

太渊 ·········· 11

鱼际 ·········· 11

少商 ·········· 11

手阳明大肠经 ·········· 12

商阳 ·········· 13

二间 ·········· 13

三间 ·········· 13

合谷 ·········· 13

阳溪 ·········· 14

偏历 ·········· 14

温溜 ·········· 14

下廉 ·········· 14

上廉 ·········· 15

手三里 ·········· 15

曲池 ·········· 15

肘髎 ·········· 15

手五里 ·········· 16

臂臑 ·········· 16

肩髃 ·········· 16

巨骨 ·········· 16

天鼎 ·········· 17

扶突 ·········· 17

口禾髎 ·········· 17

迎香 ·········· 17

足阳明胃经 18

承泣 19
四白 19
巨髎 19
地仓 19
大迎 20
颊车 20
下关 20
头维 20
人迎 21
水突 21
气舍 21
缺盆 21
气户 22
库房 22
屋翳 22
膺窗 22
乳中 23
乳根 23
不容 23
承满 23
梁门 24
关门 24
太乙 24
滑肉门 24
天枢 25
外陵 25
大巨 25
水道 25

归来 26
气冲 26
髀关 26
伏兔 26
阴市 27
梁丘 27
犊鼻 27
足三里 27
上巨虚 28
条口 28
丰隆 28
下巨虚 28
解溪 28
冲阳 29
陷谷 29
内庭 29
厉兑 29

足太阴脾经 30

隐白 31
大都 31
太白 31
公孙 31
商丘 32
三阴交 32
漏谷 32
地机 32
阴陵泉 33
血海 33

箕门 33

冲门 33

府舍 34

腹结 34

大横 34

腹哀 34

食窦 34

天溪 35

胸乡 35

周荣 35

大包 35

手少阴心经 36

极泉 37

青灵 37

少海 37

灵道 37

通里 38

阴郄 38

神门 38

少府 38

少冲 38

手太阳小肠经 39

少泽 40

前谷 40

后溪 40

腕骨 40

阳谷 41

养老 41

支正 41

小海 42

肩贞 42

臑俞 42

天宗 42

秉风 43

曲垣 43

肩外俞 43

肩中俞 43

天窗 44

天容 44

颧髎 44

听宫 44

足太阳膀胱经 45

睛明 46

攒竹 46

眉冲 46

曲差 46

五处 46

承光 47

通天 47

络却 47

玉枕 47

天柱 48

大杼 48

风门 48

肺俞 48

厥阴俞 49

心俞 49

督俞 49

膈俞 49

肝俞 50

胆俞 50

脾俞 50

胃俞 50

三焦俞 51

肾俞 51

气海俞 51

大肠俞 51

关元俞 52

小肠俞 52

膀胱俞 52

中膂俞 52

白环俞 53

上髎 53

次髎 53

中髎 53

下髎 53

会阳 54

承扶 54

殷门 54

浮郄 54

委阳 55

委中 55

附分 55

魄户 55

膏肓 56

神堂 56

谚语 56

膈关 56

魂门 57

阳纲 57

意舍 57

胃仓 57

肓门 58

志室 58

胞肓 58

秩边 58

合阳 59

承筋 59

承山 59

飞扬 59

跗阳 60

昆仑 60

仆参 60

申脉 60

金门 61

京骨 61

束骨 61

足通谷 61

至阴 61

足少阴肾经 62

涌泉 63

然谷 63

太溪 63

大钟 63

水泉 64

照海 64

复溜 64

交信 64

筑宾 65

阴谷 65

横骨 65

大赫 65

气穴 66

四满 66

中注 66

肓俞 66

商曲 67

石关 67

阴都 67

腹通谷 67

幽门 68

步廊 68

神封 68

灵墟 68

神藏 69

彧中 69

俞府 69

手厥阴心包经

.... 70

天池 71

天泉 71

曲泽 71

郄门 71

间使 72

内关 72

大陵 72

劳宫 72

中冲 72

手少阳三焦经

.... 73

关冲 74

液门 74

中渚 74

阳池 74

外关 75

支沟 75

会宗 75

三阳络 75

四渎 75

天井 76

清冷渊 76

消泺 76

臑会 76

肩髎 77

天髎 77

天牖 77

翳风 78

瘛脉 78

颅息 78

角孙 78

耳门 79

耳和髎 79

丝竹空 79

足少阳胆经 80

瞳子髎 81

听会 81

上关 81

颔厌 81

悬颅 82

悬厘 82

曲鬓 82

率谷 82

天冲 83

浮白 83

头窍阴 83

完骨 83

本神 84

阳白 84

头临泣 84

目窗 85

正营 85

承灵 85

脑空 85

风池 85

肩井 86

渊腋 86

辄筋 86

日月 86

京门 87

带脉 87

五枢 87

维道 87

居髎 88

环跳 88

风市 88

中渎 88

膝阳关 89

阳陵泉 89

阳交 89

外丘 89

光明 90

阳辅 90

悬钟 90

丘墟 90

足临泣 91

地五会 91

侠溪 91

足窍阴 91

足厥阴肝经 92

大敦 93

行间 93

太冲 93

中封 93

蠡沟 94

中都 94

膝关 94

曲泉 94

阴包 95

足五里 95

阴廉 95

急脉 95

章门 96

期门 96

督脉 97

长强 98

腰俞 98

腰阳关 98

命门 98

悬枢 99

脊中 99

中枢 99

筋缩 100

至阳 100

灵台 100

神道 100

身柱 101

陶道 101

大椎 101

哑门 102

风府 102

脑户 102

强间 102

后顶 103

百会 103

前顶 103

囟会 104

上星 104

神庭 104

印堂 104

素髎 105

水沟 105

兑端 105

龈交 105

任脉 106

会阴 107

曲骨 107

中极 107

关元 107

石门 108

气海 108

阴交 108

神阙 109

水分 109

下脘 109

建里 109

中脘 110

上脘 110

巨阙 110

鸠尾 111

中庭 111

膻中 111

玉堂 111

紫宫		112
华盖		112
璇玑		112
天突		113
廉泉		113
承浆		113

经外奇穴   114

头颈部奇穴   115

四神聪		115
当阳		115
鱼腰		115
太阳		116
耳尖		116
球后		116
上迎香		117
内迎香		117
聚泉		117
海泉		118
金津玉液		118
牵正		118
翳明		118
安眠		119
颈百劳		119
新设		119
血压点		119

胸腹部奇穴   120

提托		120
子宫		120

背部奇穴   121

定喘		121
夹脊		121
胃脘下俞		121
接脊		121
痞根		122
腰眼		122
腰宜		122
十七椎		122

肩胛与上肢部奇穴   123

肩前		123
肘尖		123
二白		123
中泉		123
中魁		124
大骨空		124
小骨空		124
腰痛点		124
外劳宫		125
八邪		125
四缝		125
十宣		125

下肢部奇穴   126

髋骨		126
鹤顶		126
百虫窝		126
内膝眼		126

胆囊 ⋯⋯⋯⋯⋯⋯⋯⋯ 127

阑尾 ⋯⋯⋯⋯⋯⋯⋯⋯ 127

内踝尖 ⋯⋯⋯⋯⋯⋯⋯ 127

外踝尖 ⋯⋯⋯⋯⋯⋯⋯ 127

八风 ⋯⋯⋯⋯⋯⋯⋯⋯ 128

里内庭 ⋯⋯⋯⋯⋯⋯⋯ 128

独阴 ⋯⋯⋯⋯⋯⋯⋯⋯ 128

气端 ⋯⋯⋯⋯⋯⋯⋯⋯ 128

附录 ⋯⋯⋯⋯⋯⋯⋯⋯ 129

取穴常用术语解释 ⋯⋯⋯⋯ 129

本书穴位索引 ⋯⋯⋯⋯⋯ 131

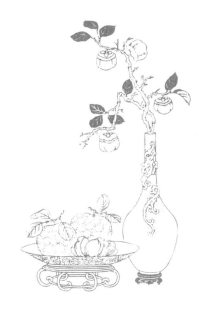

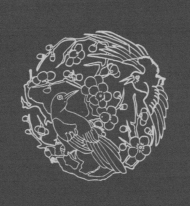

腧穴定位常用体表标志

体表标志是指在人体表面具有明显特征的部位或结构，如骨骼的突起、凹陷、关节、皮肤皱褶等。与腧穴定位密切相关的体表标志，可以作为腧穴定位的依据。

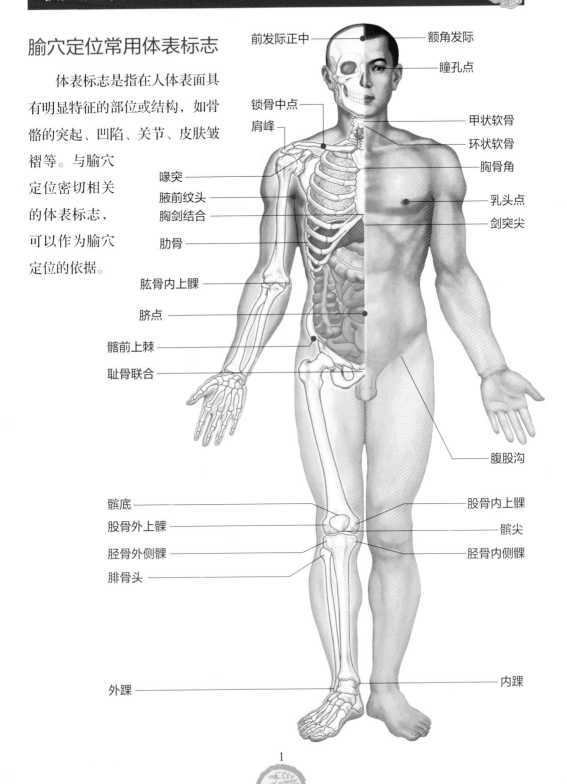

前发际正中
额角发际
瞳孔点
锁骨中点
肩峰
甲状软骨
环状软骨
胸骨角
喙突
腋前纹头
胸剑结合
肋骨
乳头点
剑突尖
肱骨内上髁
脐点
髂前上棘
耻骨联合
腹股沟
髌底
股骨内上髁
股骨外上髁
髌尖
胫骨外侧髁
胫骨内侧髁
腓骨头
外踝
内踝

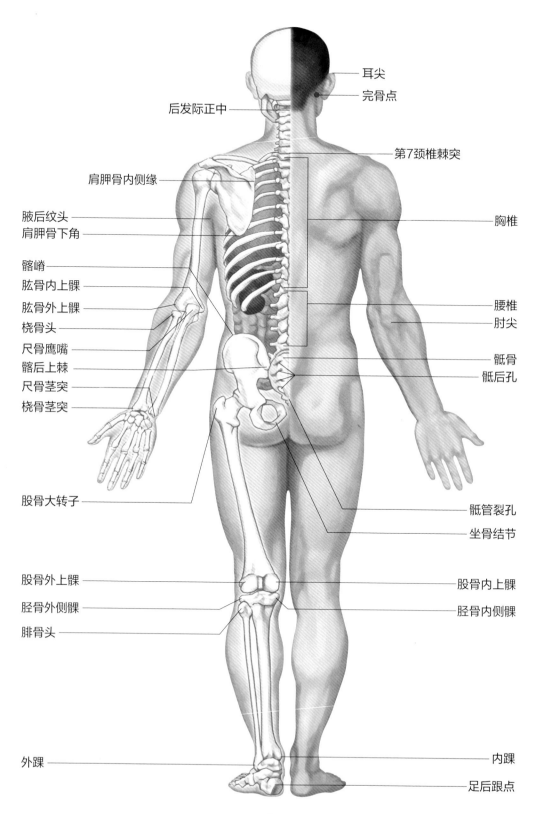

耳尖

完骨点

后发际正中

第7颈椎棘突

肩胛骨内侧缘

胸椎

腋后纹头
肩胛骨下角

髂嵴
肱骨内上髁
肱骨外上髁
桡骨头
尺骨鹰嘴
髂后上棘
尺骨茎突
桡骨茎突

腰椎
肘尖

骶骨
骶后孔

股骨大转子

骶管裂孔
坐骨结节

股骨外上髁
胫骨外侧髁
腓骨头

股骨内上髁
胫骨内侧髁

外踝

内踝
足后跟点

骨度折量定位法

骨度折量定位法也叫"骨度分寸法"，以骨节为主要标志，把人体不同部位的长度和宽度划分若干等份，以此折算量取穴位。

部位	起止点	折量寸	度量法	说明
头面部	前发际正中→后发际正中	12	直寸	用于确定头部腧穴的纵向距离
	眉间（印堂）→前发际正中	3	直寸	用于确定前发际及其头部腧穴的纵向距离
	第7颈椎棘突下（大椎）→后发际正中	3	直寸	用于确定后发际及其头部腧穴的纵向距离
	两额角发际（头维）之间	9	横寸	用于确定头前部腧穴的横向距离
	耳后两乳突（完骨）之间	9	横寸	用于确定头后部腧穴的横向距离
胸腹胁部	胸骨上窝（天突）→剑突尖	9	直寸	用于确定胸部任脉穴的纵向距离
	剑突尖→脐中	8	直寸	用于确定上腹部腧穴的纵向距离
	脐中→耻骨联合上缘（曲骨）	5	直寸	用于确定下腹部腧穴的纵向距离
	两肩胛骨喙突内侧缘之间	12	横寸	用于确定胸部腧穴的横向距离
	两乳头之间	8	横寸	用于确定胸腹部腧穴的横向距离
背腰部	肩胛骨内侧缘→后正中线	3	横寸	用于确定背腰部腧穴的横向距离
上肢部	腋前、后纹头→肘横纹（平尺骨鹰嘴）	9	直寸	用于确定上臂部腧穴的纵向距离
	肘横纹（平尺骨鹰嘴）→腕掌（背）侧远端横纹	12	直寸	用于确定前臂部腧穴的纵向距离
下肢部	耻骨联合上缘→髌底	18	直寸	用于确定大腿部腧穴的纵向距离
	髌底→髌尖	2	直寸	
	髌尖（膝中）→内踝尖（胫骨内侧髁下方阴陵泉→内踝尖为13寸）	15	直寸	用于确定小腿内侧部腧穴的纵向距离
	股骨大转子→腘横纹（平髌尖）	19	直寸	用于确定大腿前外侧部腧穴的纵向距离
	臀沟→腘横纹	14	直寸	用于确定大腿后部腧穴的纵向距离
	腘横纹（平髌尖）→外踝尖	16	直寸	用于确定小腿外侧部及其后侧部腧穴的纵向距离
	内踝尖→足底	3	直寸	用于确定足内侧部腧穴的纵向距离

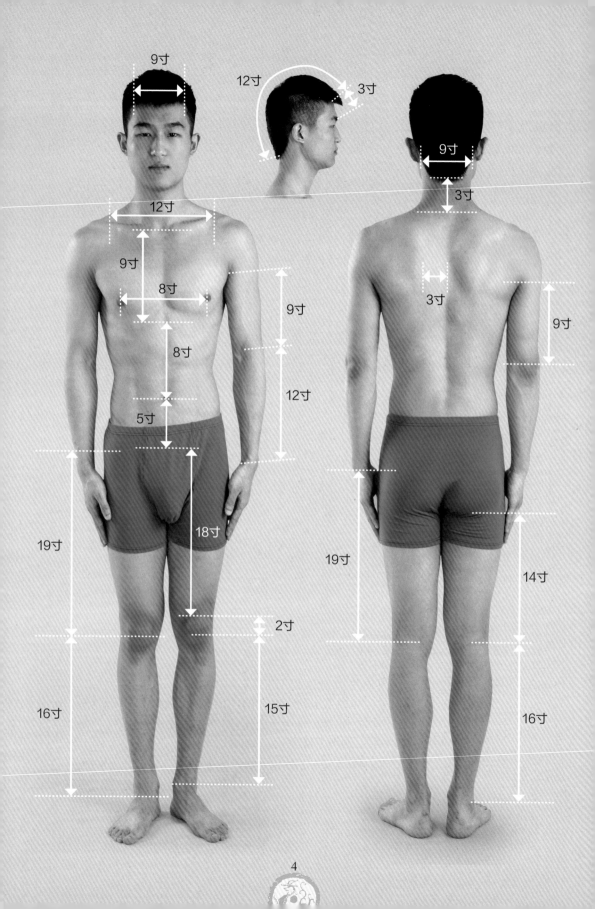

9寸

12寸

3寸

9寸

3寸

12寸

9寸

8寸

8寸

9寸

3寸

9寸

5寸

12寸

18寸

19寸

2寸

19寸

14寸

16寸

15寸

16寸

手指同身寸定位法

手指同身寸定位法，又称指寸法，是以被取穴者的手指所规定的分寸量取腧穴的方法。在具体取穴时，医者应在骨度折量定位法的基础，参照被取穴者自身的手指进行比量。常用的手指同身寸有以下3种：

1 中指同身寸
被取穴者拇指、中指屈曲成环形时中指中节桡侧两端纹头之间的距离作为1寸。

2 拇指同身寸
以被取穴者拇指的指间关节（拇指皱纹处）的宽度作为1寸。

3 横指同身寸
被取穴者的示指、中指、无名指和小指并拢，以中指中节横纹为准，其四指的宽度作为3寸。此法又称"一夫法"。

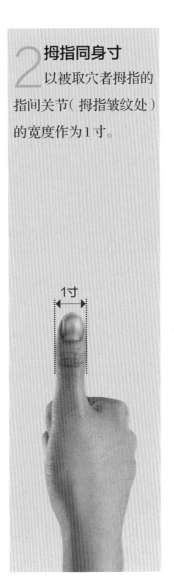

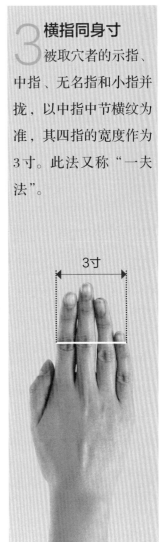

需要指出的是，手指同身寸的取穴方法虽简单，却并不十分准确，通常用于按摩、刮痧、拔罐等对穴位要求不十分精确的操作中。

取穴的一般体位

腧穴取穴时的体位非常重要，正确的体位可以帮助确保腧穴定位的准确性，从而提高治疗效果。以下是一些常用的体位：

仰卧位：患者平躺，头部放平，两臂放在身体两侧，双腿自然伸直。这种体位主要适用于胸部、腹部和下肢前侧的腧穴。

俯卧位：患者面向下，头部转向一侧，两臂放在身体两侧或头部下方，双腿自然伸直或微微分开。这种体位主要适用于背部、腰部、臀部和下肢后侧的腧穴。

侧卧位：患者侧躺，一腿叠在另一腿上，两腿微微弯曲，两臂放在身体前方或自然下垂。这种体位主要适用于侧腹部、腰部、肩部和上肢的某些腧穴。

坐位：患者坐在舒适的椅子或床上，背部挺直，两腿自然下垂或交叉。这种体位主要适用于头部、面部、颈部和上肢的腧穴。除正坐位外，坐位又可变换为仰靠坐位、俯伏坐位和侧伏坐位三种形式，用于一些特定的腧穴。

适用部位	体位
前头、面部及前颈部	仰卧位、仰靠坐位
侧头、侧面及侧颈部	侧卧位、侧伏坐位
后头、项背部	俯卧位、俯伏坐位
后背中下部	俯卧位、俯伏位
腰骶部	俯卧位
胸部及上腹部	仰卧位、仰靠坐位
下腹部	仰卧位
侧胸、胁部及胯部	侧卧位
肩部	侧卧位、正坐位垂肩或臂外展
腰部、髋部、肩胛部及上肢外侧	侧卧位、横肱俯伏坐位或两手按膝部平坐
	大肠经前臂穴，常取横肱屈肘或侧掌位
	三焦经前臂、手背穴，常取俯掌位
上肢内侧、手掌面	仰掌位、仰卧位
下肢内侧、前侧	正坐屈膝、仰卧位
下肢外侧	正坐屈膝、侧卧位
臀部外侧	侧卧位
大腿后侧	俯卧位
小腿后侧及足跟部	俯卧位、正坐位垂足

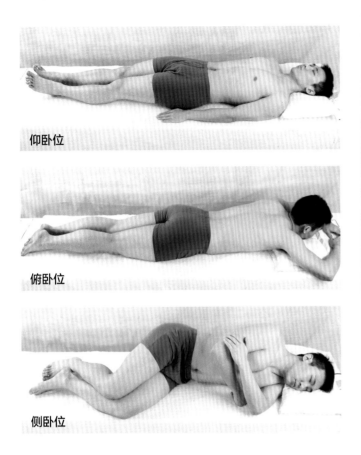

仰卧位

俯卧位

侧卧位

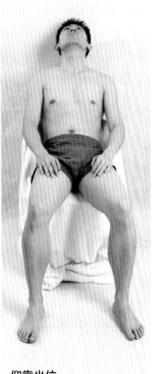

仰靠坐位

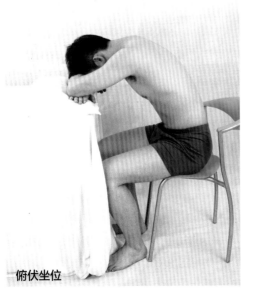

俯伏坐位

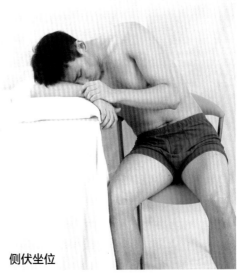

侧伏坐位

手太阴肺经

经脉循行

从腹部起，从上往下连接大肠，然后返回，沿胃的上口，穿过膈肌进入肺部，然后沿气管和喉咙到达胸壁外上方，转向下到腋窝，然后沿上臂前外侧向下，至肘中后再沿前臂内侧桡骨下缘进入寸口（手腕脉搏处），又沿手掌大鱼际边缘到达拇指外侧顶端。

支脉从腕后走向食指内侧，一直到示指顶端，脉气由此与手阳明大肠经相接。

联络脏腑器官

肺、胃、大肠、肺系（气管、喉咙）。

主治病症

咳嗽、气喘、肺胀等呼吸系统疾病和胸痛、肩背痛等病症。

天府

侠白

尺泽

云门

中府

孔最

列缺

经渠

太渊

鱼际

少商

中府 Zhōngfǔ

定 位 在前胸部,横平第1肋间隙,锁骨下窝外侧,前正中线旁开6寸（先确定云门,中府在云门下1寸即是）。

操 作 向外斜刺或平刺0.5~0.8寸；不可向内侧深刺,以免伤及肺脏。

功能主治 止咳平喘,清泻肺热,健脾补气。适用于咳嗽、气喘、肺胀满、胸中热、肩背痛等病症。

云门 Yúnmén

定 位 在前胸部,锁骨下窝凹陷中,肩胛骨喙突（位于锁骨外1/3下方处,可触及一浮动式硬结,按压可有轻度压痛）内缘,前正中线旁开6寸。

操 作 向外斜刺或平刺0.5~0.8寸；不可向内侧深刺,以免伤及肺脏。

功能主治 清肺理气,泻四肢热。适用于咳嗽、气喘、胸满、肩背痛等病症。

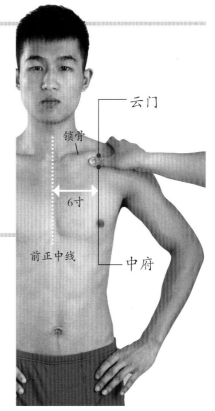

云门
锁骨
6寸
前正中线
中府

天府 Tiānfǔ

定 位 在臂前外侧,腋前纹头下3寸,肱二头肌桡侧缘处。

操 作 直刺0.5~1.0寸。

功能主治 调理肺气,安神定志。适用于咳嗽、气喘、鼻出血、臂痛等病症。

侠白 Xiábái

定 位 在臂前外侧,腋前纹头下4寸,肱二头肌桡侧缘处。

操 作 直刺0.5~1.0寸。

功能主治 宣肺理气,宽胸和胃。适用于呕吐、胸闷、咳嗽、气喘、心动过速、上臂内侧神经痛等病症。

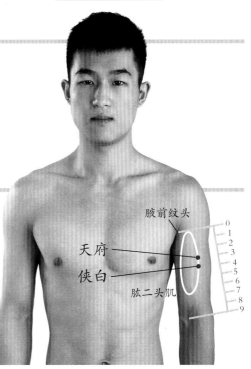

腋前纹头
天府
侠白
肱二头肌

尺泽 Chǐzé

定位 在肘前侧，肘横纹上，肱二头肌腱桡侧缘凹陷中（屈肘，在肘横纹上，与曲泽相隔一肌腱）。

操作 直刺0.8~1.2寸；或点刺出血。

功能主治 清泻肺热。适用于咳嗽、气喘、咯血、咽喉肿痛、肘关节痛、小儿惊风、小便失禁等病症。

孔最 Kǒngzuì

定位 在前臂前外侧，腕掌侧远端横纹上7寸，尺泽与太渊连线上。

操作 直刺0.5~1.0寸。

功能主治 清热止血，润肺理气。适用于肺结核或支气管扩张引起的咳嗽、咯血，以及鼻出血、咽喉痛、肘臂痛、手关节痛等病症。

列缺 Lièquē

定位 在前臂外侧，腕掌侧远端横纹上1.5寸，拇短伸肌腱与拇长展肌腱之间，拇长展肌腱沟的凹陷中（侧手，两虎口交叉，示指尖端稍偏内侧凹陷处即是）。

操作 向上斜刺0.3~0.5寸。

功能主治 止咳平喘，理气止痛，利水通淋。适用于感冒、咳喘、面神经麻痹、三叉神经痛、头痛、颈椎病、半身不遂、高血压、遗尿、尿潴留等病症。

经渠 Jīngqú

定位 在前臂前外侧，腕掌侧远端横纹上1寸，桡骨茎突与桡动脉之间（在太渊上1寸，约当腕掌侧近端横纹中）。

操作 避开桡动脉，直刺0.3~0.5寸；禁灸。

功能主治 宣肺利咽，降逆平喘。适用于咳嗽、气喘、咽喉肿痛、发热、胸痛、呃逆等病症。

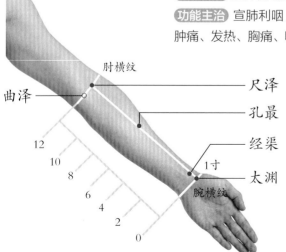

肘横纹　尺泽　孔最　经渠　太渊
曲泽　腕横纹
12　10　8　6　4　2　0　1寸

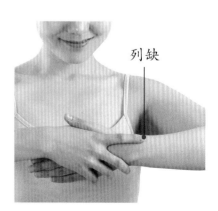

列缺

太渊 Tàiyuān

定 位 在腕前外侧，桡骨茎突与腕舟状骨之间，拇长展肌腱尺侧凹陷中（在腕掌侧远端横纹桡侧，桡动脉搏动处）。

操 作 避开桡动脉，直刺0.2~0.3寸。

功能主治 止咳化痰，通调血脉。适用于咳嗽、咽喉肿痛、咯血、心动过速、无脉症、腕痛等病症。

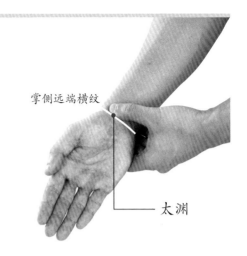

掌侧远端横纹

太渊

鱼际 Yújì

定 位 在手掌，第1掌骨桡侧中点赤白肉际（手掌与手背皮肤移行处）处。

操 作 直刺0.5~0.8寸。

功能主治 清热，利咽。适用于感冒、咳嗽、咯血、咽干、咽喉痛、头痛、多汗症等病症。

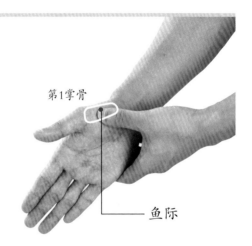

第1掌骨

鱼际

少商 Shàoshāng

定 位 在手指，拇指末节桡侧，指甲根角侧上方0.1寸。

操 作 浅刺0.1寸，或点刺出血。

功能主治 解表清热，通利咽喉。适用于咽喉肿痛、牙痛、感冒发热、鼻出血、咳嗽、气喘、高热、小儿惊风等病症。

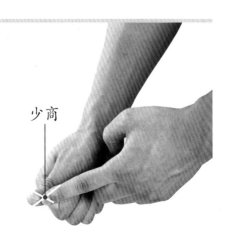

少商

手阳明大肠经

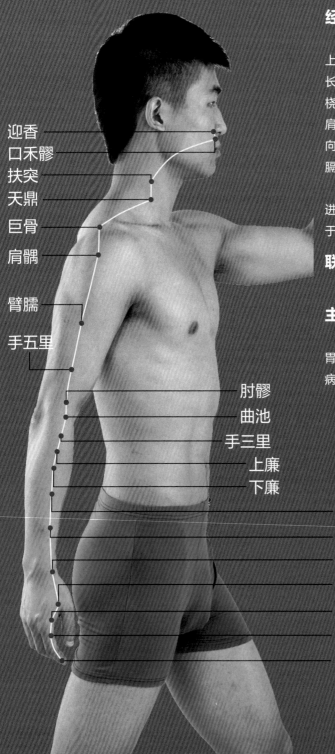

迎香
口禾髎
扶突
天鼎
巨骨
肩髃
臂臑
手五里
肘髎
曲池
手三里
上廉
下廉
温溜
偏历
阳溪
合谷
三间
二间
商阳

经脉循行

从示指末端起，沿示指桡侧缘向上，经过第一、第二掌骨间，进入拇长伸肌腱和拇短伸肌腱之间，沿前臂桡侧，进入肘外侧，经上臂外侧前边上肩，从肩峰部前边向上交会于颈部，转向下，经锁骨上窝，联络肺，通过横膈，属于大肠。

支脉从锁骨上窝上行颈旁，经面颊进入下齿，再从下齿出来夹口旁，交会于人中，左右交换上行夹鼻孔旁。

联络脏腑器官

大肠、肺、口、面颊、下齿、鼻。

主治病症

头面五官疾患、热病、皮肤病、肠胃病、神志病等，经脉循行部位的其他病症。

商阳 Shāngyáng

定 位 在手指，示指末节桡侧，指甲根角侧上方0.1寸。

操 作 浅刺0.1寸；或点刺出血；可灸。

功能主治 清热解表，苏厥开窍。适用于牙痛、咽喉肿痛、耳鸣、耳聋、昏迷、手指麻木肿痛等病症。

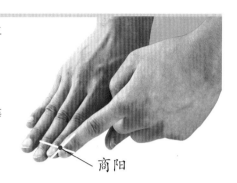

商阳

二间 Èrjiān

定 位 在手指，第2掌指关节桡侧远端赤白肉际处。

操 作 浅直刺0.2~0.3寸；可灸。

功能主治 解表，清热，利咽。适用于咽喉肿痛、牙痛、鼻出血、麦粒肿、发热等病症。

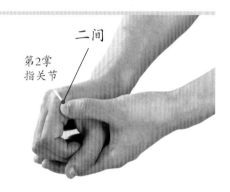

二间

第2掌指关节

三间 Sānjiān

定 位 在手背，第2掌指关节桡侧近端凹陷中。

操 作 浅直刺0.3~0.5寸；可灸。

功能主治 泻热止痛，利咽。适用于目痛、牙痛、咽喉痛、手指肿痛、肩关节周围炎等病症。

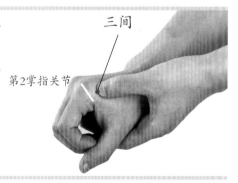

三间

第2掌指关节

合谷 Hégǔ

定 位 在手背，第1掌骨和第2掌骨之间，约平第2掌骨桡侧的中点（约当拇指与示指合拢后，肌肉隆起最高处）。

操 作 浅直刺0.5~1.0寸；可灸。孕妇慎用。

功能主治 疏风解表，理气止痛。适用于感冒、头痛、咽痛、目赤肿痛、鼻出血、鼻炎、耳聋、便秘、腹痛、痛经、中风失语、半身不遂等病症。

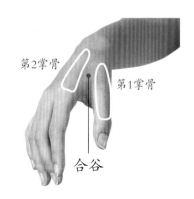

第2掌骨

第1掌骨

合谷

阳溪 Yángxī

定 位 在腕后外侧，腕背侧远端横纹桡侧，桡骨茎突远端，解剖学"鼻烟窝"凹陷中（"鼻烟窝"即手拇指充分外展和后伸时，手背外侧拇长伸肌腱和拇短伸肌腱之间形成的明显凹陷）。

操 作 浅直刺0.3~0.5寸；可灸。

功能主治 清热散风，通利关节。适用于目赤肿痛、牙痛、咽喉肿痛、头痛、手腕肿痛无力等病症。

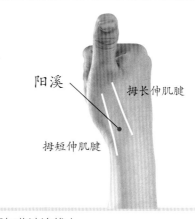

阳溪
拇长伸肌腱
拇短伸肌腱

偏历 Piānlì

定 位 在前臂后外侧，腕背侧远端横纹上3寸，阳溪与曲池连线上。

操 作 直刺或斜刺0.5~0.8寸；可灸。

功能主治 清热利尿，通经活络。适用于鼻出血、耳聋、耳鸣、牙痛、咽痛、面神经麻痹、前臂神经痛、水肿等病症。

温溜 Wēnliū

定 位 在前臂后外侧，腕背侧远端横纹上5寸，阳溪与曲池连线上。

操 作 直刺0.5~1.0寸；可灸。

功能主治 清热理气。适用于头痛、面肿、咽喉肿痛、肠鸣、腹痛、面神经麻痹等病症。

下廉 Xiàlián

定 位 在前臂后外侧,肘横纹下4寸，阳溪与曲池连线上。

操 作 直刺0.5~1.0寸；可灸。

功能主治 调理肠胃，通经活络。适用于肘臂疼痛、目痛、腹痛等病症。

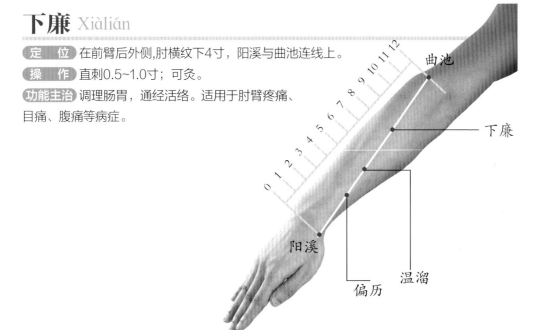

曲池
下廉
阳溪
偏历
温溜

上廉 Shànglián

定 位 在前臂后外侧，肘横纹下3寸，阳溪与曲池连线上。

操 作 直刺0.5~1.0寸；可灸。

功能主治 调理肠胃，通经活络。适用于肩臂痛、头痛、肠鸣腹痛等病症。

手三里 Shǒusānlǐ

定 位 在前臂后外侧，肘横纹下2寸，阳溪与曲池连线上。

操 作 直刺0.8~1.2寸；可灸。

功能主治 通经活络，调理肠胃。适用于腰痛、肩臂痛、肠炎、消化不良、牙痛、口腔炎、感冒等病症。

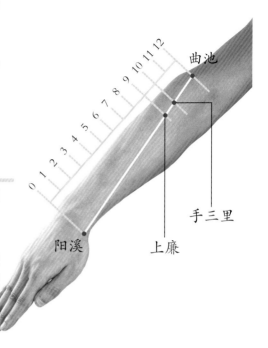

曲池 Qūchí

定 位 在肘外侧，尺泽与肱骨外上髁连线的中点处（90°屈肘，在肘横纹外侧端外凹陷中，极度屈肘，在肘横纹桡侧端凹陷中）。

操 作 直刺1.0~1.5寸；可灸。

功能主治 清热和营，降逆活络。适用于咽喉痛、牙痛、目赤痛、湿疹、发热、高血压、中风等病症。

肘髎 Zhǒuliáo

定 位 在肘后外侧，肱骨外上髁上缘，髁上嵴的前缘。

操 作 直刺0.5~1.0寸；可灸。

功能主治 舒筋活络。适用于肘臂酸痛、麻木、挛急等肘关节病症。

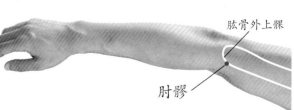

手五里 Shǒuwǔlǐ

定 位 在臂外侧，肘横纹上3寸，曲池与肩髃连线上。

操 作 避开动脉，直刺0.5~1.0寸；可灸。

功能主治 理气散结，通经活络。适用于咳嗽、咯血、黄疸、嗜睡、肋间神经痛、偏瘫、肘臂疼痛挛急等病症。

臂臑 Bìnào

定 位 在臂外侧，在曲池与肩髃连线上，三角肌前缘处。

操 作 直刺或向上斜刺0.8~1.5寸；可灸。

功能主治 清热明目，通经活络。适用于肩臂疼痛、上肢瘫痪、颈淋巴结结核、头痛等病症。

肩髃 Jiānyú

定 位 在肩带部，肩峰外侧缘前端与肱骨大结节两骨间凹陷中（屈臂外展，肩峰外侧缘前后端呈现两个凹陷，前一较深凹陷为肩髃，后一凹陷为肩髎）。

操 作 直刺或向下斜刺0.8~1.5寸；可灸。

功能主治 通经活络，疏散风热。适用于肩臂痛、半身不遂、乳腺炎、风疹等病症。

巨骨 Jùgǔ

定 位 在肩带部，锁骨肩峰端与肩胛冈之间凹陷中。

操 作 直刺0.5~0.8寸；不可深刺，以免刺入胸腔造成气胸；或向外下方斜刺0.5~1.0寸；可灸。

功能主治 通经活络。适用于肩背及上臂疼痛、呕血、颈淋巴结结核等病症。

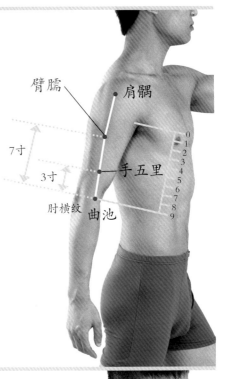

臂臑　肩髃　7寸　3寸　手五里　肘横纹　曲池
0123456789

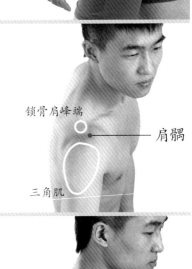

锁骨肩峰端　肩髃　三角肌

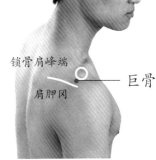

锁骨肩峰端　巨骨　肩胛冈

天鼎 Tiāndǐng

定位 在颈前部，横平环状软骨（头后仰，顺着喉结沿着人体的前正中线向下触摸，第一个骨性的突起就是环状软骨），胸锁乳突肌后缘（扶突直下，横平水突）。

操作 直刺0.3~0.5寸；可灸。

功能主治 清利咽喉，理气散结。适用于咽喉肿痛、甲状腺肿、急性喉炎、颈淋巴结结核、呃逆等病症。

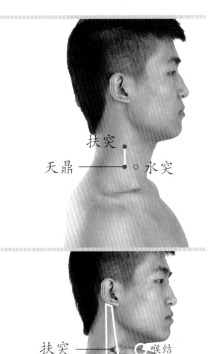

扶突 Fútū

定位 在颈前部，横平甲状软骨上缘(约相当于喉结处)，胸锁乳突肌前、后缘中间。

操作 直刺0.5~0.8寸；可灸。

功能主治 清咽消肿，理气降逆。适用于甲状腺肿、甲状腺功能亢进、声音嘶哑、咽喉肿痛、呃逆等病症。

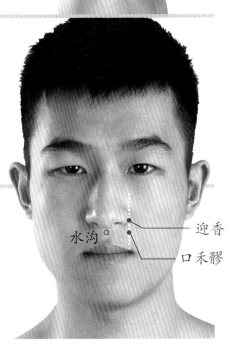

口禾髎 Kǒuhéliáo

定位 在面部，横平人中沟上1/3与下2/3交点，鼻孔外缘直下。

操作 平刺或斜刺0.3~0.5寸；可灸。

功能主治 祛风清热，开窍。适用于鼻塞、鼻出血、嗅觉减退、鼻息肉、面神经麻痹、面肌痉挛等病症。

迎香 Yíngxiāng

定位 在面部，鼻翼外缘中点旁，鼻唇沟中。

操作 斜刺或平刺0.3~0.5寸；可灸。

功能主治 祛风通窍，理气止痛。适用于鼻炎、鼻窦炎、鼻出血、鼻息肉、胆道蛔虫症、面神经麻痹等病症。

足阳明胃经

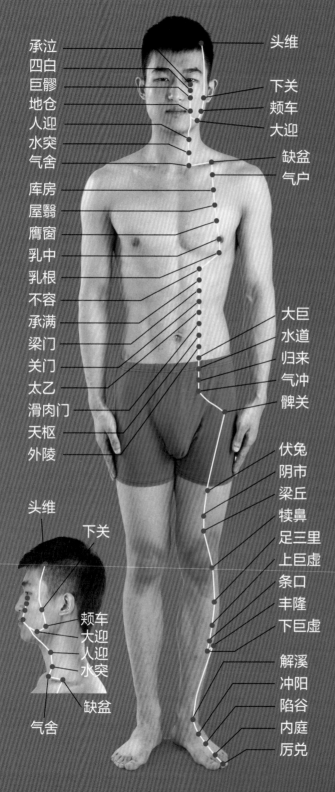

承泣
四白
巨髎
地仓
人迎
水突
气舍
库房
屋翳
膺窗
乳中
乳根
不容
承满
梁门
关门
太乙
滑肉门
天枢
外陵

头维
下关
颊车
大迎
缺盆
气户

大巨
水道
归来
气冲
髀关

伏兔
阴市
梁丘
犊鼻
足三里
上巨虚
条口
丰隆
下巨虚

解溪
冲阳
陷谷
内庭
厉兑

头维
下关
颊车
大迎
人迎
水突
缺盆
气舍

经脉循行

从鼻翼旁两侧起，向上交会于鼻上部，向两侧连接眼，与足太阳经交会，转向下，沿鼻柱外侧向下，进入上齿后绕出，环绕嘴唇，在唇沟处左右相交，退回，沿下颌出面动脉部，然后沿颌角向上到耳前面，经颧弓向上，沿发际到额前。

第一条支脉从大迎穴前方下行到人迎穴，沿喉向下，入缺盆，下行穿过膈肌，属胃，络脾。

其直行之脉从缺盆出体表，沿乳内缘向下，在肚脐两侧约2寸继续向下，至腹股沟外的气冲穴。

第二条支脉从幽门处分出，沿腹腔内下行到气街，与直行之脉会合，向下沿大腿前侧至膝髌，再沿胫骨前缘下行至足背，到达足第二趾内侧端。

第三条支脉从膝下3寸处（足三里）分出，向下入中趾外侧端。

第四条支脉从足背冲阳穴分出，前行入足大趾内侧端（隐白），交于足太阴脾经。

联络脏腑器官

鼻、唇、口、目、耳、胃、脾、咽喉、膈等。

主治病症

主治消化系统、神经系统、呼吸系统、循环系统和头、眼、鼻、口等器官病症，以及本经脉所经过部位的病症。

承泣 Chéngqì

定 位 在面部，眼球与眶下缘之间，瞳孔直下。

操 作 医者押手固定眼球，刺手持针，沿眶下缘缓慢直刺0.3~0.7寸；不宜提插和大幅度捻转，以免刺破血管引起血肿；禁灸。

功能主治 散风清热，明目止泪。适用于结膜炎、近视、迎风流泪、青光眼、夜盲症、角膜炎、视神经萎缩、面神经麻痹等病症。

四白 Sìbái

定 位 在面部，眶下孔（在眶下缘中点下方，鼻尖至外眼角连线的中点）处。

操 作 直刺0.3~0.5寸；不宜灸。

功能主治 祛风明目，通经活络。适用于三叉神经痛、面神经麻痹、面肌痉挛、角膜炎、青光眼、夜盲、目痒、头痛、眩晕等病症。

巨髎 Jùliáo

定 位 在面部，横平鼻翼下缘，瞳孔直下。

操 作 直刺0.3~0.6寸。

功能主治 清热息风，明目退翳。适用于面神经麻痹、面肌痉挛、青光眼、近视、白内障、结膜炎等病症。

地仓 Dìcāng

定 位 在面部，口角旁开0.4寸。

操 作 斜刺或平刺0.5~0.8寸。

功能主治 祛风止痛，舒筋活络。适用于面神经麻痹、面肌痉挛、口角炎、小儿流涎等病症。

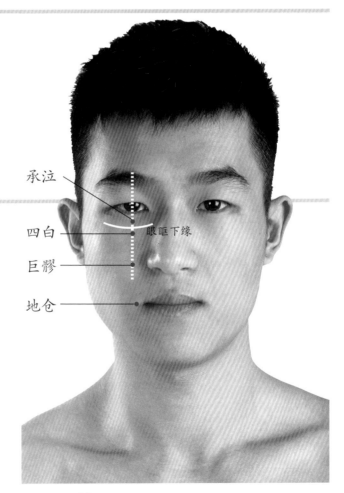

承泣

四白 —— 眼眶下缘

巨髎

地仓 ——

大迎 Dàyíng

定 位 在面部，下颌角前方，咬肌附着部的前缘凹陷中，面动脉搏动处。

操 作 避开动脉，直刺0.2~0.3寸；或向地仓方向斜刺。

功能主治 祛风通络，消肿止痛。适用于牙痛、颊肿、面神经麻痹、面肌痉挛、三叉神经痛等病症。

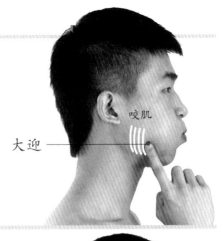

颊车 Jiáchē

定 位 在面部，下颌角前上方一横指（沿下颌角角平分线上一横指，闭口咬紧牙时咬肌隆起，放松时按之有凹陷处）。

操 作 直刺0.3~0.5寸；或向地仓方向斜刺1.0~1.5寸。

功能主治 祛风清热，开闭通络。适用于牙髓炎、冠周炎、腮腺炎、颞下颌关节炎、咬肌痉挛、面神经麻痹、三叉神经痛等病症。

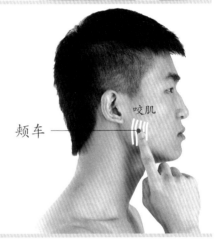

下关 Xiàguān

定 位 在面部，颧弓下缘中央与下颌切迹之间凹陷中（闭口，上关直下，颧弓下缘凹陷中）。

操 作 直刺或斜刺0.5~1.0寸。

功能主治 消肿止痛，聪耳通络。适用于牙痛、颞颌下关节紊乱、颞下颌关节炎、咬肌痉挛、耳聋、耳鸣、面神经麻痹、三叉神经痛等病症。

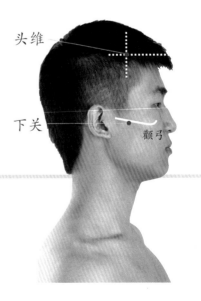

头维 Tóuwéi

定 位 在头部，额角发际直上0.5寸，头正中线旁开4.5寸。

操 作 向后平刺0.5~0.8寸；不宜灸。

功能主治 清头明目，安神利窍。适用于头痛、目痛、目视不明、高血压病等病症。

人迎 Rényíng

定 位 在颈前部，横平甲状软骨上缘(约相当于喉结处)，胸锁乳突肌前缘，颈总动脉搏动处。

操 作 避开动脉，直刺0.2~0.4寸；禁灸。

功能主治 利咽散结，理气降逆。适用于头痛、眩晕、心脏神经症、咽喉肿痛、气喘等病症。

水突 Shuǐtū

定 位 在颈前部，横平环状软骨，胸锁乳突肌前缘。

操 作 直刺0.3~0.5寸。

功能主治 清热利咽，降逆平喘。适用于咳嗽、气喘、咽喉肿痛、甲状腺肿大、颈淋巴结结核等病症。

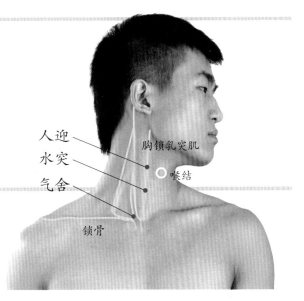

人迎
水突
气舍
胸锁乳突肌
喉结
锁骨

气舍 Qìshè

定 位 在颈前部，锁骨上小窝，锁骨胸骨端上缘，胸锁乳突肌胸骨头与锁骨头中间的凹陷中（人迎直下，在锁骨的上缘处）。

操 作 直刺0.3~0.5寸。

功能主治 清咽利肺，理气散结。适用于咳嗽、气喘、颈淋巴结结核、甲状腺肿大等病症。

缺盆 Quēpén

定 位 在颈前部，锁骨上大窝，锁骨上缘凹陷中，前正中线旁开4寸。

操 作 直刺0.2~0.4寸；不可深刺以防刺伤胸膜引起气胸。

功能主治 宽胸利膈，止咳平喘。适用于咳嗽、气喘、咽喉肿痛、颈淋巴结结核等病症。

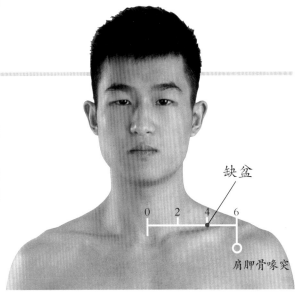

缺盆
0 2 4 6
肩胛骨喙突

气户 Qìhù

定位 在前胸部，锁骨下缘，前正中线旁开4寸。

操作 斜刺或平刺0.5~0.8寸。

功能主治 理气宽胸，止咳平喘。适用于咳嗽、气喘、胸膜炎、肋软骨炎、肋间神经痛、胸胁胀满等病症。

库房 Kùfáng

定位 在前胸部，第1肋间隙，前正中线旁开4寸。

操作 斜刺或平刺0.5~0.8寸。

功能主治 理气宽胸，清热化痰。适用于支气管炎、支气管扩张、肺炎、肺气肿、胸膜炎等病症。

屋翳 Wūyì

定位 在前胸部，第2肋间隙，前正中线旁开4寸。

操作 斜刺或平刺0.5~0.8寸。

功能主治 止咳化痰，消痈止痒。适用于支气管炎、胸膜炎、乳腺炎等病症。

膺窗 Yīngchuāng

定位 在前胸部，第3肋间隙，前正中线旁开4寸。

操作 斜刺或平刺0.5~0.8寸。

功能主治 止咳宁嗽，消肿清热。适用于支气管炎、哮喘、胸膜炎、乳腺炎、肋间神经痛等病症。

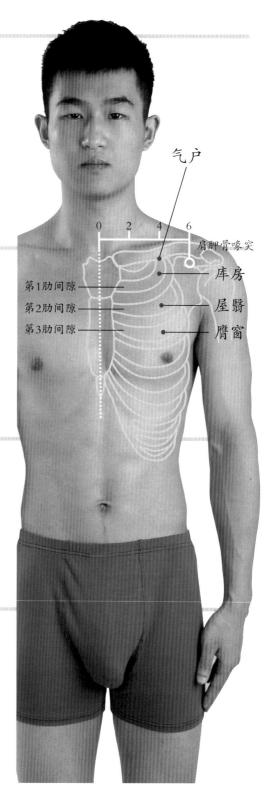

气户

肩胛骨喙突

第1肋间隙 —— 库房

第2肋间隙 —— 屋翳

第3肋间隙 —— 膺窗

乳中 Rǔzhōng

定 位 在前胸部，乳头中央。

操 作 不针不灸，只作为胸腹部腧穴的定位标志。

功能主治 调气醒神。一般不作为按摩选穴。

乳根 Rǔgēn

定 位 在前胸部，第5肋间隙，前正中线旁开4寸（男性在乳头下1肋，即乳中线与第5肋间隙的相交处，女性在乳房根部弧线中点处）。

操 作 斜刺或平刺0.5~0.8寸。

功能主治 通乳化瘀，宣肺理气。适用于乳汁不足、乳腺炎、哮喘、支气管炎、胸膜炎、肋间神经痛等病症。

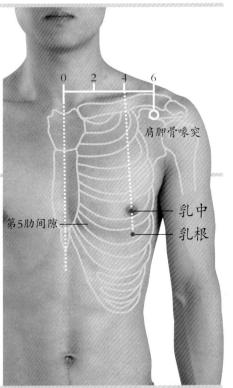

肩胛骨喙突
第5肋间隙
乳中
乳根

不容 Bùróng

定 位 在上腹部，脐中上6寸，前正中线旁开2寸。

操 作 直刺0.5~0.8寸。对于某些肋弓角较狭小的人，此穴下可能正当肋骨，可采用斜刺的方法。

功能主治 调中和胃，理气止痛。适用于消化不良、胃胀、呕吐、腹痛等病症。

承满 Chéngmǎn

定 位 在上腹部，脐中上5寸，前正中线旁开2寸。

操 作 直刺0.5~1.0寸。

功能主治 理气和胃，降逆止呕。适用于肠鸣、腹痛、腹胀、呕血等病症。

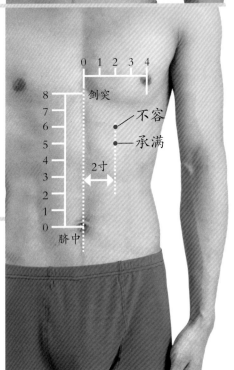

剑突
不容
承满
2寸
脐中

梁门 Liángmén

定位 在上腹部，脐中上4寸，前正中线旁开2寸。

操作 直刺0.5~1.0寸。

功能主治 和胃理气，健脾调中。适用于胃痉挛、胃炎、胃神经官能症、肠炎、痢疾、消化不良等病症。

关门 Guānmén

定位 在上腹部，脐中上3寸，前正中线旁开2寸。

操作 直刺0.5~1.0寸。

功能主治 调理肠胃，利水消肿。适用于胃炎、胃痉挛、肠炎、腹泻、遗尿、水肿等病症。

太乙 Tàiyǐ

定位 在上腹部，脐中上2寸，前正中线旁开2寸。

操作 直刺0.8~1.2寸。

功能主治 涤痰开窍，镇惊安神。适用于腹痛、呕吐、消化不良、肠鸣、腹胀、癔病、癫痫等病症。

滑肉门 Huáròumén

定位 在上腹部，脐中上1寸，前正中线旁开2寸。

操作 直刺0.8~1.2寸。

功能主治 镇惊安神，清心开窍。适用于癫痫、癔病、腹痛、腹胀、呕吐等病症。

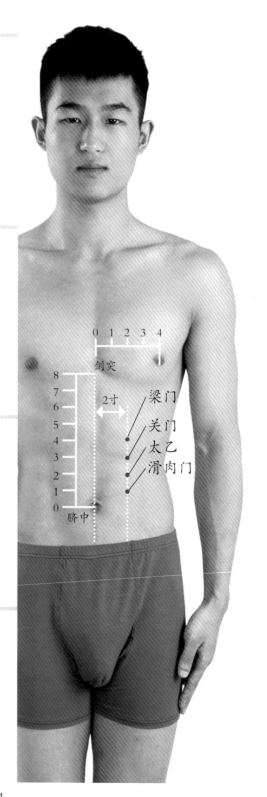

天枢 Tiānshū

定位 在上腹部，横平脐中，前正中线旁开2寸。

操作 直刺1.0~1.5寸。

功能主治 调中和胃，理气健脾。适用于腹痛、腹胀、腹泻、便秘、胆囊炎、肝炎、痛经、月经不调等病症。

外陵 Wàilíng

定位 在下腹部，脐中下1寸，前正中线旁开2寸。

操作 直刺1.0~1.5寸。

功能主治 和胃化湿，理气止痛。适用于腹胀、腹痛、肠痉挛、阑尾炎、痛经等病症。

大巨 Dàjù

定位 在下腹部，脐中下2寸，前正中线旁开2寸。

操作 直刺1.0~1.5寸。

功能主治 调肠胃，固肾气。适用于阑尾炎、肠炎、肠梗阻、便秘、腹痛、膀胱炎、尿道炎、遗精、早泄、阳痿等病症。

水道 Shuǐdào

定位 在下腹部，脐中下3寸，前正中线旁开2寸。

操作 直刺1.0~1.5寸。

功能主治 利水消肿，调经止痛。适用于肾炎、膀胱炎、尿道炎、睾丸炎、盆腔炎、疝气、小腹胀满、痛经，不孕等病症。

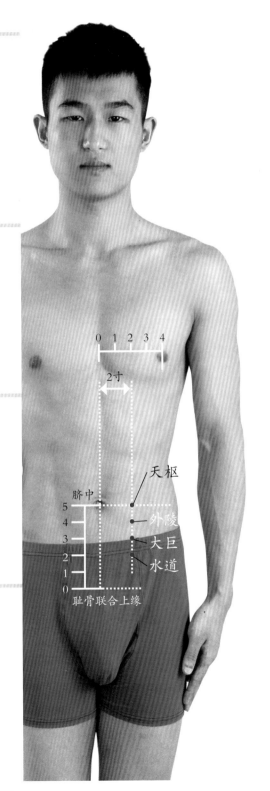

归来 Guīlái

定位 在下腹部，脐中下4寸，前正中线旁开2寸。

操作 直刺1.0~1.5寸。

功能主治 活血化瘀，调经止痛。适用于月经不调、痛经、盆腔炎、闭经、卵巢炎、子宫内膜炎等病症。

气冲 Qìchōng

定位 在腹股沟，耻骨联合上缘，前正中线旁开2寸，动脉搏动处。

操作 直刺1.0~1.5寸，不宜灸。

功能主治 调经血，理气止痛。适用于尿路感染、前列腺炎、睾丸炎、疝气、痛经、月经不调、不孕等病症。

髀关 Bìguān

定位 在股前侧，股直肌近端、缝匠肌与阔筋膜张肌3条肌肉之间凹陷中（约相当于髂前上棘、髌底外侧端连线与耻骨联合下缘水平线的交点处）。

操作 直刺1.0~2.0寸。

功能主治 强腰膝，通经络。适用于下肢瘫痪、下肢肌痉挛、下肢麻痹疼痛、膝关节痛等病症。

伏兔 Fútù

定位 在股前外侧，髌底上6寸，髂前上棘与髌底外侧端的连线上。

操作 直刺1.0~2.0寸。

功能主治 散寒化湿，疏通经络。适用于风湿性关节炎、股外侧皮神经炎、下肢瘫痪等病症。

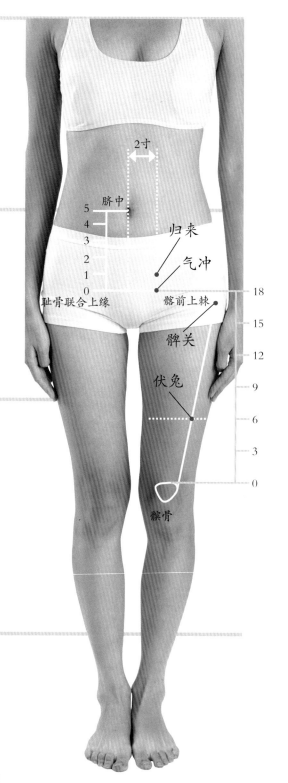

2寸

脐中
5
4
3
2
1
0
耻骨联合上缘

归来
气冲
髂前上棘
髀关
伏兔
髌骨

18
15
12
9
6
3
0

阴市 Yīnshì

定 位 在股前外侧，髌底上3寸，股直肌肌腱外侧缘（伏兔与髌底外侧端连线中点）。

操 作 直刺1.0~1.5寸。

功能主治 温经散寒，理气止痛。适用于风湿性关节炎、髌上滑囊炎、髌骨软化症等病症。

梁丘 Liángqiū

定 位 在股前外侧，髌底上2寸，股外侧肌与股直肌肌腱之间。

操 作 直刺1.0~1.5寸。

功能主治 理气和胃，通经活络。适用于胃痛、呕吐、腹泻、乳腺炎、痛经、风湿性关节炎、髌上滑囊炎、髌骨软化症、膝关节病变等病症。

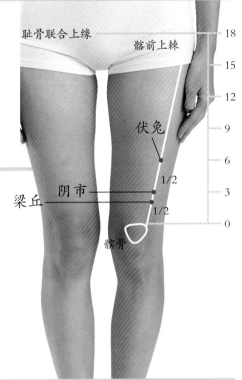

犊鼻 Dúbí

定 位 在膝前侧，髌韧带外侧凹陷中（屈膝45°，髌骨外下方凹陷处）。

操 作 屈膝，稍向后内方斜刺1.0~1.5寸。

功能主治 通经活络，消肿止痛。适用于膝关节肿痛或麻木、下肢瘫痪等病症。

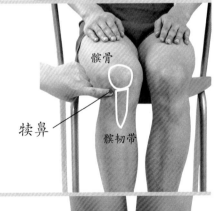

足三里 Zúsānlǐ

定 位 在小腿外侧，犊鼻下3寸，犊鼻与解溪连线上（在胫骨前肌上取穴）。

操 作 直刺1.0~2.0寸。

功能主治 健脾和胃，通经活络。适用于胃痛、呕吐、呃逆、腹胀、腹痛、肠鸣、腹泻、便秘、乳腺炎、虚劳、失眠、高血压、膝足肿痛等病症。

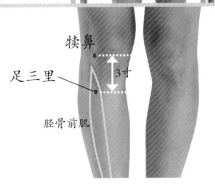

上巨虚 Shàngjùxū

定位 在小腿外侧，犊鼻下6寸，犊鼻与解溪连线上（在胫骨前肌上取穴）。

操作 直刺1.0~1.5寸。

功能主治 调和肠胃，通经活络。适用于腹痛、泄泻、便秘、半身不遂、下肢麻痹或痉挛、膝关节肿痛等病症。

条口 Tiáokǒu

定位 在小腿外侧，犊鼻下8寸，犊鼻与解溪连线上（在胫骨前肌上取穴，横平丰隆）。

操作 直刺1.0~1.5寸。

功能主治 舒筋活络，理气和中。适用于肩周炎、膝关节炎、下肢瘫痪等病症。

丰隆 Fēnglóng

定位 在小腿外侧，外踝尖上8寸，胫骨前肌的外缘。

操作 直刺1.0~1.5寸。

功能主治 健脾化痰，和胃降逆。适用于腹痛、腹胀、便秘、咳嗽、哮喘、痰多、咽喉肿痛、失眠、头痛、胸痛、眩晕、下肢瘫痪等病症。

下巨虚 Xiàjùxū

定位 在小腿外侧，犊鼻下9寸，犊鼻与解溪连线上（在胫骨前肌上取穴）。

操作 直刺1.0~1.5寸。

功能主治 调肠胃，通经络，安神志。适用于痢疾、肠炎、乳痈、下肢瘫痪、下肢麻痹痉挛等病症。

解溪 Jiěxī

定位 在踝前侧，踝关节前面中央凹陷中，跨长伸肌腱与趾长伸肌腱之间（令足趾上跷，显现足背部两肌腱，在两腱之间，内、外踝尖连线的中点处）。

操作 直刺0.3~0.5寸。

功能主治 舒筋活络，清胃化痰，镇惊安神。适用于癫痫、头痛、眩晕、腹胀、便秘、足下垂、踝关节病等病症。

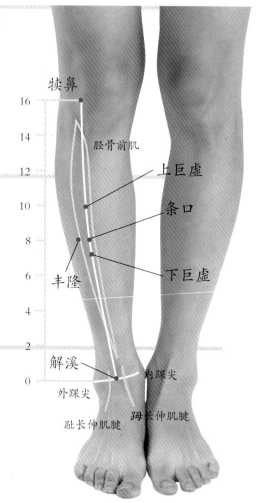

犊鼻
胫骨前肌
上巨虚
条口
下巨虚
丰隆
解溪
内踝尖
外踝尖
趾长伸肌腱
拇长伸肌腱

冲阳 Chōngyáng

定 位 在足背，第2跖骨基底部与中间楔状骨关节处，可触及足背动脉。

操 作 避开动脉，直刺0.3~0.5寸。

功能主治 和胃化痰，通络宁神。适用于面神经麻痹、眩晕、胃痉挛、胃炎、风湿性关节炎、足扭伤、牙痛等病症。

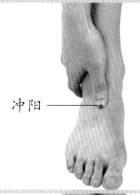

冲阳

陷谷 Xiàngǔ

定 位 在足背，第2、3跖骨间，第2跖趾关节近端凹陷中。

操 作 直刺0.3~0.5寸。

功能主治 化湿除痹，理气止痛。适用于肠鸣、腹痛、水肿、腹胀、面肿、足背肿痛等病症。

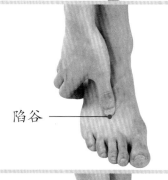

陷谷

内庭 Nèitíng

定 位 在足背，第2、3趾间，趾蹼缘后方赤白肉际处。

操 作 直刺或向上斜刺0.3~0.5寸。

功能主治 清热泻火，理气止痛。适用于牙痛、咽喉肿痛、鼻出血、胃痉挛、肠炎、三叉神经痛等病症。

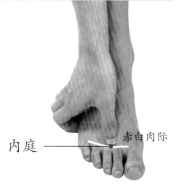

内庭   赤白肉际

厉兑 Liduì

定 位 在足趾，第2趾末节外侧，趾甲根角侧后方0.1寸。

操 作 浅刺0.1寸。

功能主治 清热和胃，苏厥醒神，通经活络。适用于癫痫、癔病、嗜睡、面神经麻痹、鼻炎、牙痛、扁桃体炎、下肢麻痹等病症。

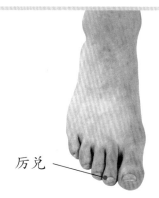

厉兑

足太阴脾经

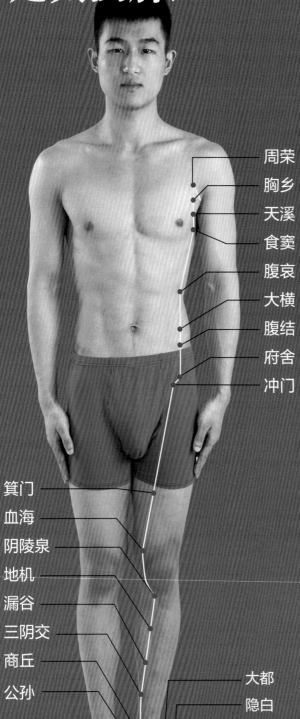

周荣
胸乡
天溪
食窦
腹哀
大横
腹结
府舍
冲门

箕门
血海
阴陵泉
地机
漏谷
三阴交
商丘
公孙
太白

大都
隐白

经脉循行

　　从蹞趾末端开始，沿蹞趾内侧赤白肉际，经第1跖趾关节内侧，向上经内踝前边，再上小腿内侧，沿胫骨后，交出足厥阴肝经之前，向上经过膝股部内侧前缘，进入腹部，属于脾，络于胃，通过膈肌，从食管两侧经过，到达舌根，散布舌下。

　　支脉从胃部分出，向上通过膈肌，注入心中。

联络脏腑器官

　　脾、胃、心、肺、大、小肠。

主治病症

　　主治胃肠病、妇科病、男性病及经脉循行部位的其他病症。

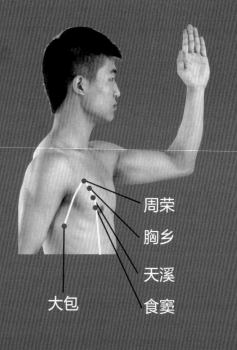

周荣
胸乡
天溪
食窦
大包

隐白 Yǐnbái

定 位 在足趾，大趾末节内侧，趾甲根角侧后方0.1寸。

操 作 浅刺0.1寸；或点刺出血。

功能主治 调经统血，健脾回阳。适用于月经过多、牙龈出血、鼻出血、小儿惊风、昏厥、腹胀、腹泻、呕吐、便血、尿血等病症。

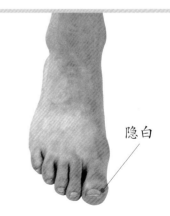

隐白

大都 Dàdū

定 位 在足趾，第1跖趾关节远端赤白肉际凹陷中。

操 作 直刺0.3~0.5寸。

功能主治 泻热止痛，健脾和中。适用于胃炎、胃痉挛、肠炎、便秘、发热、足趾痛等病症。

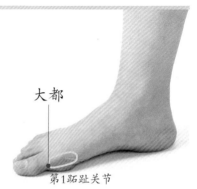

大都
第1跖趾关节

太白 Tàibái

定 位 在足内侧，第1跖趾关节近端赤白肉际凹陷中。

操 作 直刺0.3~0.5寸。

功能主治 健脾和胃，清热化湿。适用于胃痉挛、胃炎、消化不良、腹胀、便秘、肠炎、痔疮、腰痛、下肢麻痹或疼痛等病症。

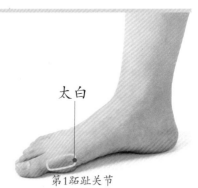

太白
第1跖趾关节

公孙 Gōngsūn

定 位 在足内侧，第1跖骨底的前下缘赤白肉际处（沿太白向后推至一凹陷，即为本穴）。

操 作 直刺0.5~1.0寸。

功能主治 健脾胃。适用于急、慢性胃肠炎、消化不良、痢疾、月经不调等病症。

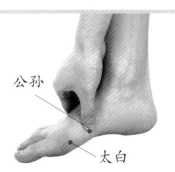

公孙
太白

商丘 Shāngqiū

定 位 在足内侧，内踝前下方，舟骨粗隆与内踝尖连线中点凹陷中（即内踝前缘直下与内踝下缘横线的交点处）。

操 作 直刺0.3~0.5寸。

功能主治 健脾化湿，通调肠胃。适用于胃炎、肠炎、消化不良、便秘、痔疮、黄疸、踝关节及周围软组织疾病等病症。

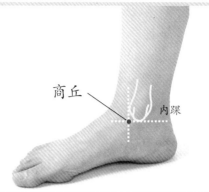

三阴交 Sānyīnjiāo

定 位 在小腿内侧，内踝尖上3寸，胫骨内侧缘后际。

操 作 直刺1.0~1.5寸；孕妇禁针。

功能主治 健脾胃，益肝肾，调经带。适用于肠炎、痢疾、肝炎、胆囊炎、肾炎、尿路感染、月经不调、痛经、崩漏、带下、阴道炎、子宫脱垂、不孕症、糖尿病等病症。

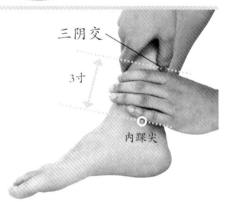

漏谷 Lòugǔ

定 位 在小腿内侧，内踝尖上6寸，胫骨内侧缘后际。

操 作 直刺1.0~1.5寸。

功能主治 健脾和胃，利尿除湿。适用于急慢性肠胃炎、肠鸣音亢进、消化不良、肩胛部疼痛、下肢麻痹、尿路感染等病症。

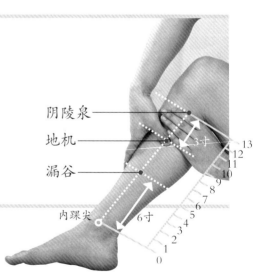

地机 Dìjī

定 位 在小腿内侧，阴陵泉下3寸，胫骨内侧缘后际。

操 作 直刺1.0~1.5寸。

功能主治 健脾利湿，调经止带。适用于月经不调、痛经、阴道炎、腰痛、遗精、乳腺炎、下肢痿痹等病症。

阴陵泉 Yīnlíngquán

定 位 在小腿内侧，由胫骨内侧髁下缘与胫骨内侧缘形成的凹陷中（用拇指沿胫骨内缘由下向上推，推至胫骨内侧髁下缘凹陷中即是）。

操 作 直刺1.0~2.0寸。

功能主治 清利湿热，健脾理气，益肾调经。适用于腹胀、腹泻、腹痛、水肿、遗尿、肾炎、遗精等病症。

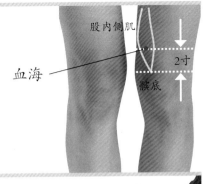

阴陵泉

胫骨内侧

血海 Xuèhǎi

定 位 在股前内侧，髌底内侧端上2寸，股内侧肌隆起处。

操 作 直刺1.0~1.5寸。

功能主治 调经统血，健脾化湿。适用于月经不调、闭经、崩漏、湿疹、荨麻疹等病症。

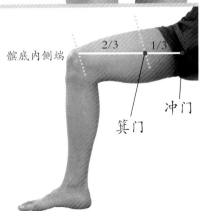

股内侧肌

2寸

血海

髌底

箕门 Jīmén

定 位 在股内侧，髌底内侧端与冲门的连线上1/3与下2/3交点，长收肌和缝匠肌交角的动脉搏动处。

操 作 避开动脉，直刺0.5~1.0寸。

功能主治 健脾利湿，通利下焦。适用于尿潴留、遗尿、遗精、阳痿、睾丸炎、腹股沟淋巴结炎、阴囊湿疹等病症。

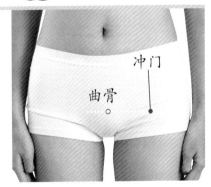

髌底内侧端

2/3   1/3

冲门

箕门

冲门 Chōngmén

定 位 在腹股沟，腹股沟斜纹中，髂外动脉搏动处的外侧（横平曲骨，府舍稍内下方）。

操 作 直刺0.5~1.0寸。

功能主治 健脾化湿，理气解痉。适用于尿潴留、腹痛、疝气、带下、崩漏等病症。

冲门

曲骨

府舍 Fǔshè

定位 在下腹部，脐中下4.3寸，前正中线旁开4寸。

操作 直刺0.5~1.0寸。

功能主治 健脾理气，散结止痛。适用于肠炎、阑尾炎、便秘、腹股沟淋巴结炎、附件炎等病症。

腹结 Fùjié

定位 在下腹部，脐中下1.3寸，前正中线旁开4寸。

操作 直刺1.0~1.5寸。

功能主治 健脾温中，宣通降逆。适用于肠炎、痢疾、食积、疝气等病症。

大横 Dàhéng

定位 在上腹部，脐中旁开4寸。

操作 直刺1.0~1.5寸。

功能主治 温中散寒，调理肠胃。适用于腹痛、腹泻、便秘等病症。

腹哀 Fùāi

定位 在上腹部，脐中上3寸，前正中线旁开4寸。

操作 直刺0.5~1.0寸。

功能主治 健脾和胃。适用于绕脐痛、痢疾、胃溃疡、胃痉挛、消化不良等病症。

食窦 Shídòu

定位 在前胸部，第5肋间隙，前正中线旁开6寸。

操作 斜刺或向外平刺0.5~0.8寸。

功能主治 宣肺平喘，利水消肿。适用于肺炎、胸膜炎、肋间神经痛、肝炎等病症。

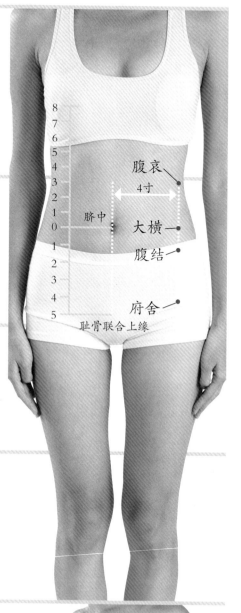

腹哀
4寸
脐中
大横
腹结
府舍
耻骨联合上缘

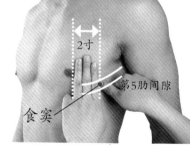

2寸
第5肋间隙
食窦

天溪 Tiānxī

定 位 在前胸部，第4肋间隙，前正中线旁开6寸。

操 作 斜刺或向外平刺0.5~0.8寸。

功能主治 宽胸理气，止咳通乳。适用于胸痛、咳嗽、气喘、乳腺炎、乳汁分泌不足、肋间神经痛等病症。

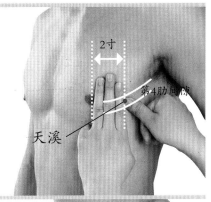

2寸
第4肋间隙
天溪

胸乡 Xiōngxiāng

定 位 在前胸部，第3肋间隙，前正中线旁开6寸。

操 作 斜刺或向外平刺0.5~0.8寸。

功能主治 宣肺止咳，理气止痛。适用于肺炎、支气管哮喘、胸膜炎等病症，胸胁胀痛引背。

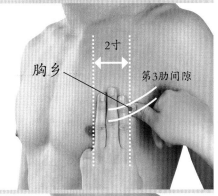

胸乡
2寸
第3肋间隙

周荣 Zhōuróng

定 位 在前胸部，第2肋间隙，前正中线旁开6寸。

操 作 斜刺或向外平刺0.5~0.8寸。

功能主治 宣肺平喘，理气化痰。适用于支气管炎、肺炎、胸膜炎等病症。

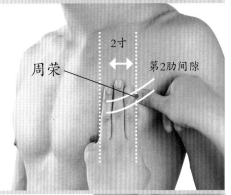

周荣
2寸
第2肋间隙

大包 Dàbāo

定 位 在侧胸部，第6肋间隙，腋中线上（侧卧举臂，在第6肋间隙与腋中线的交点处）。

操 作 斜刺或向外平刺0.5~0.8寸。

功能主治 行气止痛，止咳平喘。适用于喘息、胁痛、全身疼痛无力等病症。

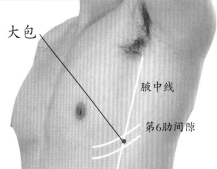

大包
腋中线
第6肋间隙

手少阴心经

经脉循行

从心中开始，出来属于心系（与心相连的血管等组织），向下通过膈肌，络小肠。

直行脉从心系上行至肺，横向出于腋窝部，沿上臂内侧后缘，走手太阴、手厥阴经之后，到达肘窝，沿前臂内侧后缘，到掌后豌豆骨部，沿小指桡侧出于末端，接手太阳小肠经。

支脉从心系沿食道上行，连目。

联络脏腑器官

心、小肠、肺、目、咽。

主治病症

主治心痛、心悸、胸胁痛等心胸病症；昏厥、失眠、健忘等神志病；肩臂痛、掌中热等经脉循行所过处不适；其他如咽干、热病、小便不利、阴痒等。

青灵

少海

灵道

通里

阴郄

神门

少府

极泉

少冲

极泉 Jíquán

定位 在腋窝中央，腋动脉搏动处。

操作 上臂外展，避开腋动脉，直刺0.5~0.8寸。或结合臂丛的分布部位针刺。

功能主治 宽胸宁神。适用于冠心病、心绞痛、中风后肢体功能障碍、腋臭、肩周炎、颈椎病等病症。

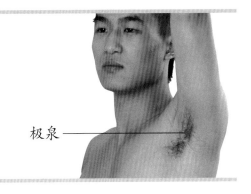

极泉

青灵 Qīnglíng

定位 在臂内侧，肘横纹上3寸，肱二头肌的内侧沟中（屈肘举臂，在极泉与少海连线的上2/3与下1/3交点处）。

操作 直刺0.5~1.0寸。

功能主治 理气止痛，宽胸宁心。适用于心绞痛、神经性头痛、肋间神经痛、肩胛及前臂肌肉痉挛等病症。

少海　青灵　极泉

1/3　　2/3

少海 Shàohǎi

定位 在肘前内侧，横平肘横纹，肱骨内上髁前缘（屈肘，在肘横纹内侧端与肱骨内上髁连线的中点）。

操作 直刺0.5~1.0寸。

功能主治 理气通络，益心安神。适用于神经衰弱、头痛、眩晕、三叉神经痛、肋间神经痛、胸膜炎、心绞痛、落枕等病症。

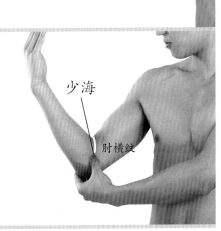

少海

肘横纹

灵道 Língdào

定位 在前臂前内侧，腕掌侧远端横纹上1.5寸，尺侧腕屈肌腱的桡侧缘。

操作 直刺0.3~0.5寸。

功能主治 宁心，安神，通络。适用于冠心病、心绞痛、癔病、失眠、肘关节神经麻痹或疼痛、急性舌肌麻痹等病症。

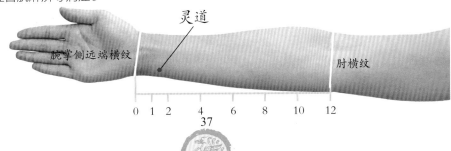

灵道

腕掌侧远端横纹

肘横纹

0　1　2　　4　　6　　8　　10　　12

通里 Tōnglǐ

定 位 在前臂前内侧，腕掌侧远端横纹上1寸，尺侧腕屈肌腱的桡侧缘。

操 作 直刺0.3~0.5寸。

功能主治 清热安神，通经活络。适用于头痛、眩晕、神经衰弱、心悸、心绞痛、心动过缓、肘臂挛痛等病症。

阴郄 Yīnxì

定 位 在前臂前内侧，腕掌侧远端横纹上0.5寸，尺侧腕屈肌腱的桡侧缘。

操 作 直刺0.3~0.5寸。

功能主治 清心安神。适用于神经衰弱、癫痫、鼻出血、心悸、心绞痛、肺结核、盗汗等病症。

神门 Shénmén

定 位 在腕前内侧，腕掌侧远端横纹尺侧端，尺侧腕屈肌腱的桡侧缘。

操 作 直刺0.3~0.5寸。

功能主治 益心安神，通经活络。适用于心悸、失眠、健忘、心绞痛、神经衰弱、痴呆、癫痫等病症。

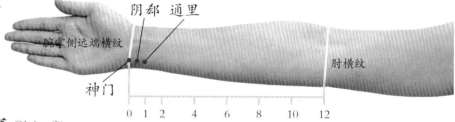

少府 Shàofǔ

定 位 在手掌，横平第5掌指关节近端，第4、5掌骨之间（握拳时，小指尖所指处，横平劳宫）。

操 作 直刺0.3~0.5寸。

功能主治 清心泄热，理气活络。适用于风湿性心脏病、冠心病、心绞痛、心律失常、肋间神经痛、月经过多等病症。

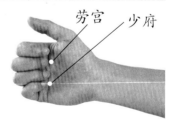

少冲 Shàochōng

定 位 在手指，小指末节桡侧，指甲根角侧上方0.1寸。

操 作 浅刺0.1寸或点刺出血。

功能主治 清热息风，醒神开窍。适用于小儿惊厥、中风昏迷、癔病、肋间神经痛、心痛、心悸、高热、喉炎等病症。

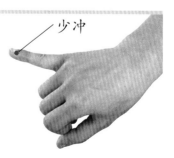

手太阳小肠经

经脉循行

从小指外侧末端开始，沿手掌尺侧向上达腕部，出尺骨小头部，直上沿尺骨下边，出肘内侧肱骨内上髁和尺骨鹰嘴之间，向上沿上臂外后侧，出肩关节部，绕肩胛，交会肩上，进入缺盆，络于心，沿食管通过膈肌，到胃，属于小肠。

第一条支脉从锁骨上行沿颈旁，上向面颊，到外眼角，弯向后，进入耳中；第二条支脉从面颊部分出，上向颧骨，靠鼻旁到内眼角，接足太阳膀胱经。

联络脏腑器官

心、小肠、胃、咽、目、耳、鼻。

主治病症

耳鸣耳聋、牙痛、口眼㖞斜等头面五官病症，昏厥以及手指麻木、手腕痛等经脉循行所过处不适。

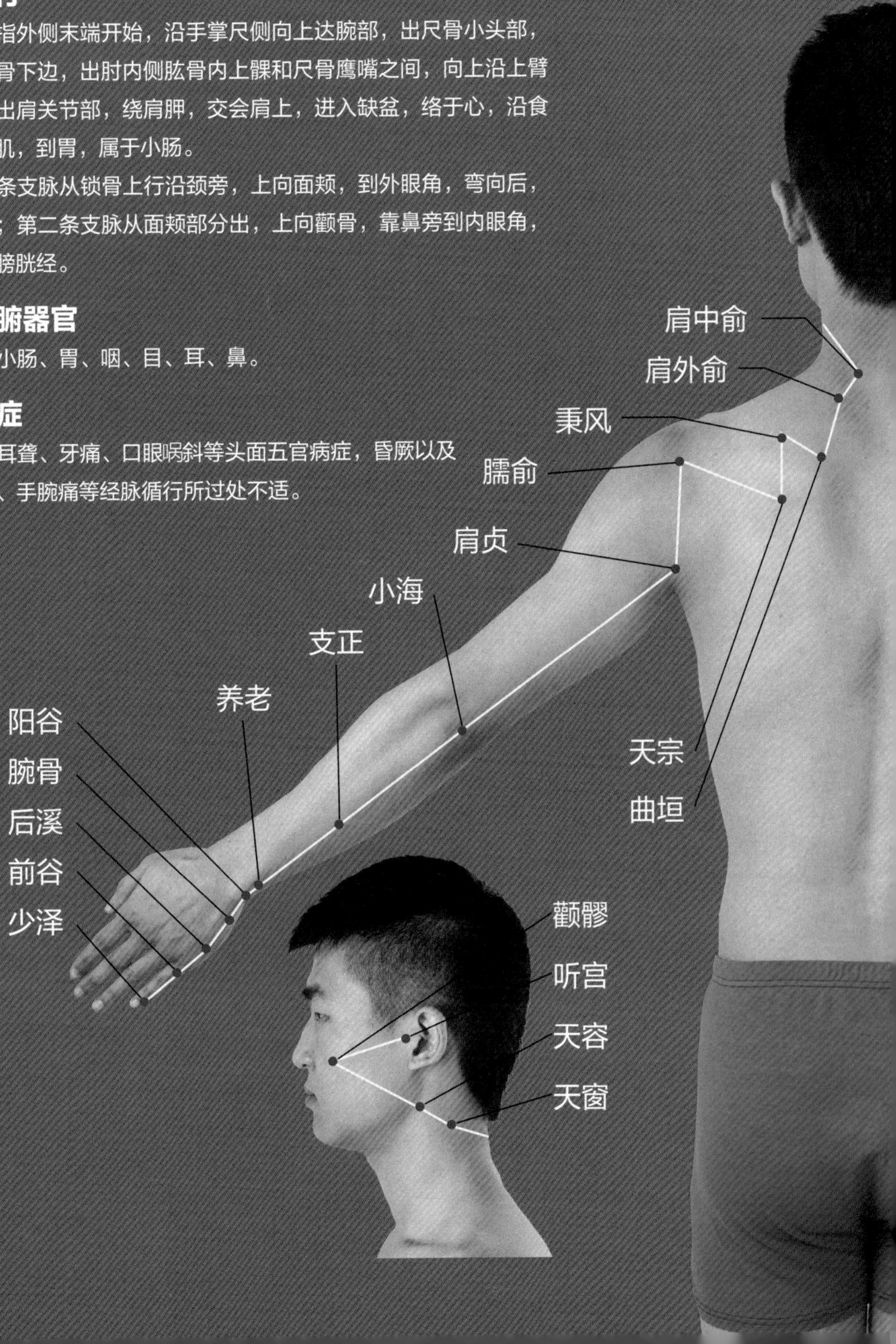

肩中俞
肩外俞
秉风
臑俞
肩贞
小海
支正
养老
阳谷
腕骨
后溪
前谷
少泽
天宗
曲垣
颧髎
听宫
天容
天窗

少泽 Shàozé

【定　位】在手指，小指末节尺侧，指甲根角侧上方0.1寸。

【操　作】浅刺0.1寸或点刺出血；孕妇慎用。

【功能主治】清利头目，通乳开窍。适用于头痛、精神分裂症、脑血管病、昏迷、咽炎、结膜炎、白内障、乳腺炎、乳汁分泌不足等病症。

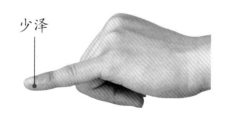

少泽

前谷 Qiángǔ

【定　位】在手指，第5掌指关节尺侧远端赤白肉际凹陷中（半握拳，第5掌指横纹尺侧端）。

【操　作】直刺0.2~0.3寸。

【功能主治】清热利咽，通经活络。适用于前臂神经痛、手指麻木或肿痛、扁桃体炎、腮腺炎等病症。

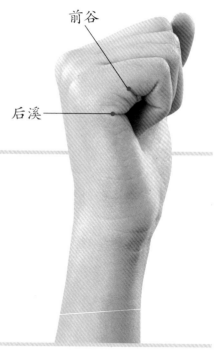

前谷

后溪

后溪 Hòuxī

【定　位】在手背，第5掌指关节尺侧近端赤白肉际凹陷中（半握拳，掌远侧横纹头赤白肉际处）。

【操　作】直刺0.5~0.8寸。

【功能主治】清心安神，通经活络。适用于头痛、癫痫、癔病、疟疾、耳鸣、耳聋、结膜炎、鼻出血、落枕、肘臂痛、颈椎病等病症。

腕骨 Wàngǔ

【定　位】在腕后内侧，第5掌骨底与三角骨之间的赤白肉际凹陷中（由后溪向上沿掌骨直推至一突起骨，于两骨间凹陷中取穴）。

【操　作】直刺0.3~0.5寸。

【功能主治】祛湿退黄，增液止渴。适用于耳鸣、头痛、糖尿病、黄疸、白内障以及腕、肘及指关节炎等病症。

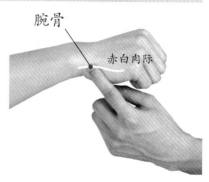

腕骨

赤白肉际

阳谷 Yánggǔ

定 位 在腕后内侧，尺骨茎突与三角骨之间的凹陷中（腕骨向上，相隔一骨与尺骨茎突间的凹陷中）。

操 作 直刺0.3~0.5寸。

功能主治 明目安神，通经活络。适用于眩晕、头痛、耳鸣、牙痛、发热、癫痫、甲状腺肿、腮腺炎等病症。

养老 Yǎnglǎo

定 位 在前臂后侧，腕背横纹上1寸，尺骨头桡侧凹陷中（掌心向下，用手指按在尺骨头的最高点上，然后手掌后旋，在手指滑入的骨缝中）。

操 作 以掌心向胸姿势，斜刺0.5~0.8寸。

功能主治 清脑明目，舒筋活络。适用于脑血管病后遗症、头痛、肩臂部神经痛、急性腰扭伤、落枕、近视等病症。

支正 Zhīzhèng

定 位 在前臂外侧，腕背侧远端横纹上5寸，尺骨尺侧与尺侧腕屈肌之间（阳谷与小海的连线中点下1寸）。

操 作 直刺0.3~0.5寸。

功能主治 安神定志，清热解表。适用于头痛、颈椎病、眩晕、麦粒肿、发热及肘臂、手指挛痛等病症。

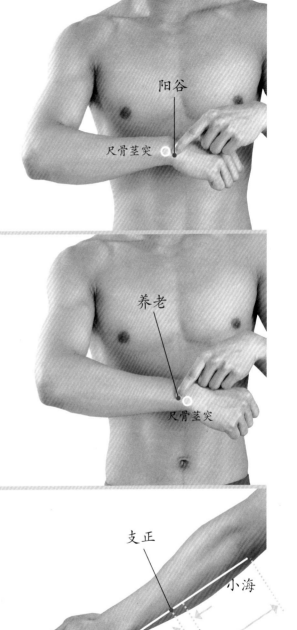

阳谷

尺骨茎突

养老

尺骨茎突

支正

小海

阳谷

1寸

1/2

1/2

小海 Xiǎohǎi

定 位 在肘后内侧，尺骨鹰嘴(即肘尖)与肱骨内上髁之间凹陷中（微屈肘，在尺神经沟中，用手指弹敲此处时有触电麻感直达小指）。

操 作 直刺0.3~0.5寸。

功能主治 安神定志，清热通络。适用于头痛、癫痫、牙龈炎、肘臂疼痛等病症。

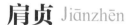

小海

肩贞 Jiānzhēn

定 位 在肩带部，肩关节后下方，腋后纹头直上1寸（臂内收时，腋后纹头直上1寸，三角肌后缘）。

操 作 向外斜刺1.0~1.5寸，或向前腋缝方向刺透，不宜向胸侧深刺。

功能主治 清头聪耳，通经活络。适用于耳鸣、肩痛、上肢不遂、颈淋巴结结核等病症。

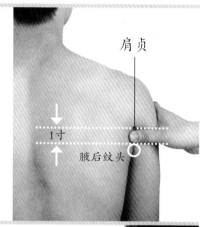

肩贞

1寸

腋后纹头

臑俞 Nàoshù

定 位 在肩带部，腋后纹头直上，肩胛冈下缘凹陷中。

操 作 直刺或斜刺0.5~1.5寸，不宜向胸侧深刺。

功能主治 舒筋活络，化痰消肿。适用于肩周炎、脑血管病后遗症、颈淋巴结结核等病症。

天宗 Tiānzōng

定 位 在肩带部，肩胛冈中点与肩胛骨下角连线上1/3与下2/3交点凹陷中。

操 作 直刺或向四周斜刺0.5~1.0寸。

功能主治 舒筋活络，理气消肿。适用于肩周炎、肩背软组织损伤、乳腺炎等病症。

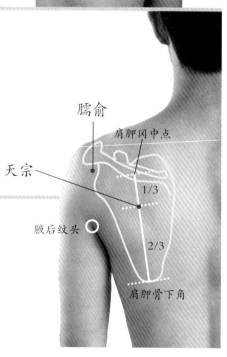

臑俞

肩胛冈中点

天宗

1/3

腋后纹头

2/3

肩胛骨下角

秉风 Bǐngfēng

（定 位）在肩带部，肩胛冈中点上方冈上窝中。

（操 作）直刺0.3寸。

（功能主治）散风活络，止咳化痰。适用于冈上肌腱炎、肩周炎、肩胛神经痛、支气管炎等病症。

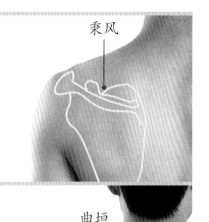

秉风

曲垣 Qūyuán

（定 位）在肩带部，肩胛冈内侧端上缘凹陷中（臑俞与第2胸椎棘突连线中点处）。

（操 作）直刺或向外下方斜刺0.3~0.5寸。

（功能主治）舒筋活络，疏风止痛。适用于冈上肌腱炎、肩关节周围软组织疾病、颈肩综合征等病症。

曲垣

臑俞

1/2 1/2

第2胸椎棘突

肩外俞 Jiānwàishù

（定 位）在背部，第1胸椎棘突下，后正中线旁开3寸。

（操 作）向外斜刺0.3~0.6寸。

（功能主治）舒筋活络，祛风止痛。适用于颈椎病、肩胛神经痛、肺炎、胸膜炎、神经衰弱、低血压等病症。

肩中俞

肩外俞

第7颈椎棘突

2寸

3寸

肩中俞 Jiānzhōngshù

（定 位）在背部，第7颈椎棘突下，后正中线旁开2寸。

（操 作）向外斜刺0.3~0.6寸。

（功能主治）解表宣肺。适用于支气管炎、哮喘、支气管扩张、视力减退、肩背疼痛等病症。

后正中线

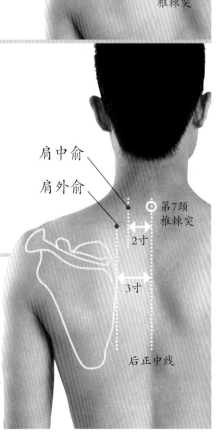

天窗 Tiānchuāng

定 位 在颈前部，横平甲状软骨上缘(约相当于喉结处)，胸锁乳突肌的后缘。

操 作 直刺0.3~0.5寸。

功能主治 息风宁神，利咽聪耳。适用于耳聋、耳鸣、咽喉炎、失语、肋间神经痛、面神经麻痹、甲状腺肿大、肩周炎等病症。

天容 Tiānróng

定 位 在颈前部，下颌角后方，胸锁乳突肌的前缘凹陷中。

操 作 直刺0.5~0.8寸，不宜深刺，注意避开血管。

功能主治 清热利咽，消肿降逆。适用于咽喉炎、扁桃体炎、耳聋、耳鸣、甲状腺肿大、哮喘、胸膜炎、颈项部扭伤等病症。

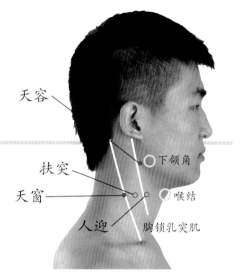

天容
扶突
天窗
人迎
下颌角
喉结
胸锁乳突肌

颧髎 Quánliáo

定 位 在面部，颧骨下缘，目外眦直下凹陷中。

操 作 直刺0.3~0.5寸，或斜刺0.5~1.0寸。

功能主治 祛风镇痉，清热消肿。适用于面神经麻痹、面肌痉挛、鼻炎、鼻窦炎、牙痛等病症。

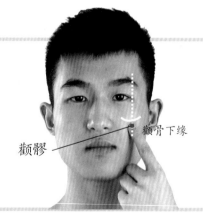

颧髎
颧骨下缘

听宫 Tīnggōng

定 位 在面部，耳屏正中与下颌骨髁突之间的凹陷中（微张口，耳屏正中前缘凹陷中，在耳门与听会之间）。

操 作 微张口，直刺0.5~1.0寸。

功能主治 聪耳开窍。适用于耳鸣、耳聋、中耳炎、外耳道炎、牙痛等病症。

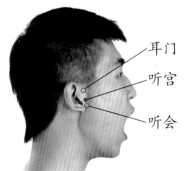

耳门
听宫
听会

足太阳膀胱经

经脉循行

从内眼角开始，上行额部，交会于头顶。

第一条支脉：从头顶分出到耳上角。

其直行主干从头顶入内络于脑，复出项部后分开下行：一支沿肩胛骨内侧，夹脊旁，到达腰中，进入脊旁筋肉，络于肾，属于膀胱。一支从腰中分出，夹脊旁，通过臀部，进入腘窝中。

第二条支脉：从肩胛骨内侧分别下行，经过髋关节部，沿大腿后边下行，会合于腘窝中，由此向下通过腓肠肌，出外踝后方，沿第五跖骨粗隆，到小趾的外侧，下接足少阴肾经。

联络脏腑器官

目、脑、肾、膀胱。

主治病症

主治泌尿生殖系统、神经系统、呼吸系统、循环系统、消化系统的病症及本经所过部位的病症。如癫痫、头痛、目疾、鼻病、遗尿、小便不利及下肢后侧部位的疼痛等症。

络却
玉枕
天柱

大杼
风门
肺俞
厥阴俞
心俞
督俞
膈俞
肝俞
胆俞
脾俞
胃俞
三焦俞
肾俞
气海俞
大肠俞
关元俞
上髎
次髎
中髎
下髎
会阳

附分
魄户
膏肓
神堂
譩譆
膈关
魂门
阳纲
意舍
胃仓
肓门
志室
小肠俞
膀胱俞
胞肓
中膂俞
秩边
白环俞
承扶

殷门
浮郄
委阳
合阳
承筋
承山
申脉
金门
京骨
束骨
至阴
足通谷

委中
飞扬
跗阳
昆仑
仆参

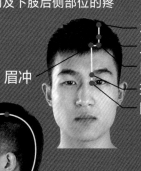

承光
五处
曲差
攒竹
睛明
眉冲
通天

睛明 Jīngmíng

定 位 在面部，目内眦内上方眶内侧壁凹陷中。

操 作 嘱患者闭眼，医者押手轻轻固定眼球，刺手持针，沿眼眶边缘缓慢刺入0.3~0.5寸；不宜提插捻转，以防刺破血管引起血肿；禁灸。

功能主治 泄热明目，祛风通络。适用于近视、视神经炎、视神经萎缩、青光眼、夜盲、目赤肿痛、迎风流泪、眩晕等病症。

攒竹 Cuánzhú

定 位 在面部，眉头凹陷中，额切迹处（沿睛明直上至眉头边缘可触及的凹陷处）。

操 作 平刺0.5~0.8寸。

功能主治 清热明目，祛风通络。适用于近视、泪囊炎、视力减退、急性结膜炎、眼睑痉挛、头痛、眶上神经痛、面神经麻痹、呃逆等病症。

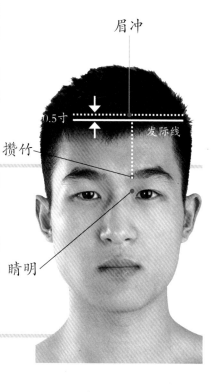

眉冲 Méichōng

定 位 在头部，额切迹直上入发际0.5寸。

操 作 向后平刺0.3~0.5寸。

功能主治 散风清热，止痉宁神。适用于头痛、眩晕、癫痫、鼻塞等病症。

曲差 Qūchā

定 位 在头部，前发际正中直上0.5寸，旁开1.5寸（神庭与头维连线的内1/3与外2/3的交点处）。

操 作 平刺0.5~0.8寸。

功能主治 清热明目，安神利窍。适用于头痛、眩晕、癫痫、三叉神经痛、鼻炎、鼻窦炎、眼睑痉挛、结膜炎等病症。

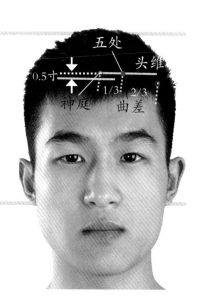

五处 Wǔchù

定 位 在头部，前发际正中直上1寸，旁开1.5寸。

操 作 平刺0.3~0.5寸。

功能主治 清热散风，明目镇痉。适用于头痛、头重、眩晕、癫痫、面神经麻痹、三叉神经痛、视力减退等病症。

承光 Chéngguāng

定位 在头部，前发际正中直上2.5寸，旁开1.5寸。

操作 平刺0.3~0.5寸。

功能主治 清热明目，祛风通窍。适用于面神经麻痹、头痛、眩晕、角膜白斑、鼻息肉、鼻炎等病症。

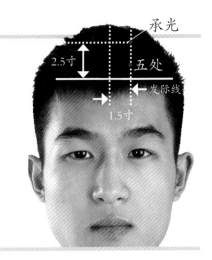

通天 Tōngtiān

定位 在头部，前发际正中直上4寸，旁开1.5寸（承光与络却连线的中点处）。

操作 平刺0.3~0.5寸。

功能主治 清热祛风，通利鼻窍。适用于眩晕、头痛、中风偏瘫、三叉神经痛、面肌痉挛、面神经麻痹、嗅觉障碍、鼻炎、副鼻窦炎等病症。

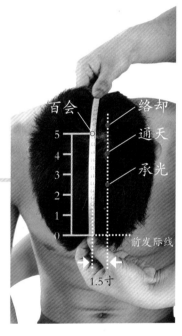

络却 Luòquè

定位 在头部，前发际正中直上5.5寸，旁开1.5寸。

操作 平刺0.3~0.5寸。

功能主治 清热安神，平肝息风。适用于头痛、眩晕、面神经麻痹、精神病、抑郁症、近视、鼻炎等病症。

玉枕 Yùzhěn

定位 在头部，横平枕外隆凸上缘，后发际正中旁开1.3寸（斜方肌外侧缘直上与枕外隆凸上缘水平线的交点）。

操作 平刺0.3~0.5寸。

功能主治 清热明目，通经活络。适用于枕神经痛、视神经炎、青光眼、近视、鼻炎、口疮等病症。

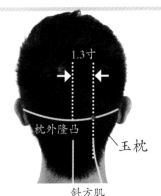

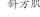

天柱 Tiānzhù

定 位 在颈后部，横平第2颈椎棘突上际，斜方肌外缘凹陷中。

操 作 直刺或斜刺0.5~0.8寸；不可向内上方深刺。

功能主治 清头明目，强筋骨。适用于后头痛、癔病、神经衰弱、失眠、慢性鼻炎、鼻出血、咽喉炎、颈椎病、肩背痛、感冒等病症。

大杼 Dàzhù

定 位 在背部，第1胸椎棘突下，后正中线旁开1.5寸。

操 作 斜刺0.5~0.8寸。

功能主治 强筋骨，清热。适用于咳嗽、气喘、发热、颈椎病、肩背痛等病症。

风门 Fēngmén

定 位 在背部，第2胸椎棘突下，后正中线旁开1.5寸。

操 作 斜刺0.5~0.8寸。

功能主治 宣肺解表。适用于感冒、发热、头痛、支气管炎、肺炎、哮喘、百日咳、荨麻疹、遗尿及肩周炎、颈肩肌筋膜炎等肩背软组织疾病。

肺俞 Fèishù

定 位 在背部，第3胸椎棘突下，后正中线旁开1.5寸。

操 作 斜刺0.5~0.8寸。

功能主治 理气化痰，止咳平喘。适用于支气管炎、支气管哮喘、肺炎、百日咳、肺气肿、肺结核、颈淋巴结结核、胸膜炎、感冒、心内膜炎、肾炎、皮肤瘙痒等病症。

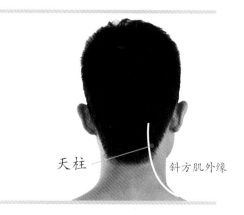

天柱　　　斜方肌外缘

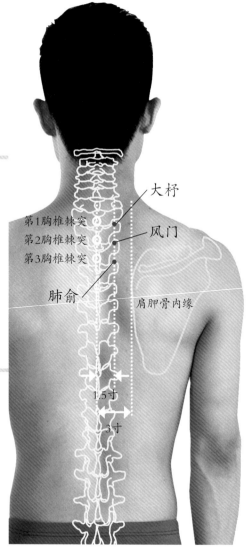

大杼
风门
第1胸椎棘突
第2胸椎棘突
第3胸椎棘突
肺俞
肩胛骨内缘
1.5寸
3寸

厥阴俞 Juéyīnshù

定 位 在背部，第4胸椎棘突下，后正中线旁开1.5寸。

操 作 斜刺0.5~0.8寸。

功能主治 宽胸理气，活血止痛。适用于心绞痛、心肌炎、风湿性心脏病、心外膜炎、神经衰弱、肋间神经痛、胃炎、牙痛等病症。

心俞 Xīnshù

定 位 在背部，第5胸椎棘突下，后正中线旁开1.5寸。

操 作 斜刺0.5~0.8寸。

功能主治 宽胸理气，通络安神。适用于冠心病、心绞痛、风湿性心脏病、心动过速、失眠、神经衰弱、肋间神经痛、精神分裂症、癫痫等病症。

督俞 Dūshù

定 位 在背部，第6胸椎棘突下，后正中线旁开1.5寸。

操 作 斜刺0.5~0.8寸。

功能主治 理气止痛，强心通脉。适用于冠心病、心绞痛、心动过速、胃痛、呃逆、腹胀、肠鸣等病症。

膈俞 Géshù

定 位 在背部，第7胸椎棘突下，后正中线旁开1.5寸。

操 作 斜刺0.5~0.8寸。

功能主治 理气宽胸，活血通脉。适用于神经性呕吐、胃炎、胃溃疡、肝炎、肠炎、心动过速等病症。

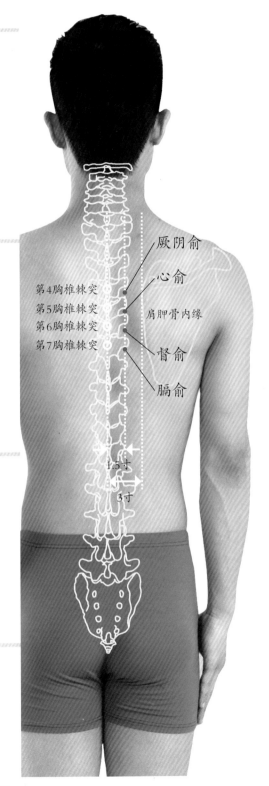

第4胸椎棘突
第5胸椎棘突
第6胸椎棘突
第7胸椎棘突

厥阴俞
心俞
肩胛骨内缘
督俞
膈俞

1.5寸
3寸

肝俞 Gānshù

（定　位）在背部，第9胸椎棘突下，后正中线旁开1.5寸。

（操　作）斜刺0.5~0.8寸。

（功能主治）疏肝利胆，理气明目。适用于肝炎、胆囊炎、慢性胃炎、胃痉挛、结膜炎、近视、夜盲、眩晕、高血压等病症。

胆俞 Dǎnshù

（定　位）在背部，第10胸椎棘突下，后正中线旁开1.5寸。

（操　作）斜刺0.5~0.8寸。

（功能主治）疏肝利胆，清热化湿。适用于胆囊炎、肝炎、黄疸、胃炎、胃溃疡、呕吐、食道狭窄、肋间神经痛、失眠、高血压等病症。

脾俞 Píshù

（定　位）在背部，第11胸椎棘突下，后正中线旁开1.5寸。

（操　作）直刺0.5~1.0寸。

（功能主治）健脾和胃，利湿升清。适用于胃溃疡、胃炎、胃下垂、胃痉挛、胃出血、神经性呕吐、消化不良、肠炎、痢疾、肝炎、贫血等病症。

胃俞 Wèishù

（定　位）在背部，第12胸椎棘突下，后正中线旁开1.5寸。

（操　作）直刺0.5~1.0寸。

（功能主治）和胃降逆，理气止痛。适用于胃炎、胃溃疡、胃下垂、胃痉挛、肝炎、肠炎、痢疾、糖尿病、失眠等病症。

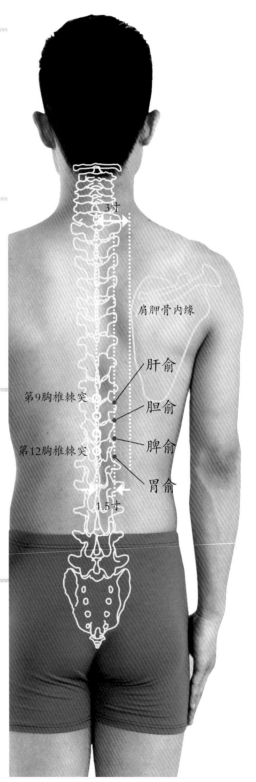

3寸

肩胛骨内缘

肝俞

胆俞

第9胸椎棘突

脾俞

第12胸椎棘突

胃俞

1.5寸

三焦俞 Sānjiāoshù

定 位 在腰部，第1腰椎棘突下，后正中线旁开1.5寸（先定第12胸椎棘突，下数第1个棘突即第1腰椎棘突）。

操 作 直刺0.5~1.0寸。

功能主治 调理三焦，利水强腰。适用于胃炎、胃痉挛、消化不良、肠炎、肾炎、遗精、腰痛等病症。

肾俞 Shènshù

定 位 在腰部，第2腰椎棘突下，后正中线旁开1.5寸（先定第12胸椎棘突，下数第2个棘突即第2腰椎棘突）。

操 作 直刺0.5~1.0寸。

功能主治 补肾，壮腰，利水。适用于肾炎、遗尿、尿路感染、阳痿、早泄、遗精、肾下垂、痔疮、月经不调、腰痛、糖尿病等病症。

气海俞 Qìhǎishù

定 位 在腰部，第3腰椎棘突下，后正中线旁开1.5寸。

操 作 直刺0.5~1.0寸。

功能主治 补肾益元气，调经止痛。适用于坐骨神经痛、痛经、下肢瘫痪、月经不调、遗精、阳痿等病症。

大肠俞 Dàchángshù

定 位 在腰部，第4腰椎棘突下，后正中线旁开1.5寸。

操 作 直刺0.5~1.2寸。

功能主治 理气降逆，调和肠胃。适用于腰痛、骶髂关节炎、肠炎、痢疾、便秘、小儿消化不良、阑尾炎、遗尿、肾炎、淋病等病症。

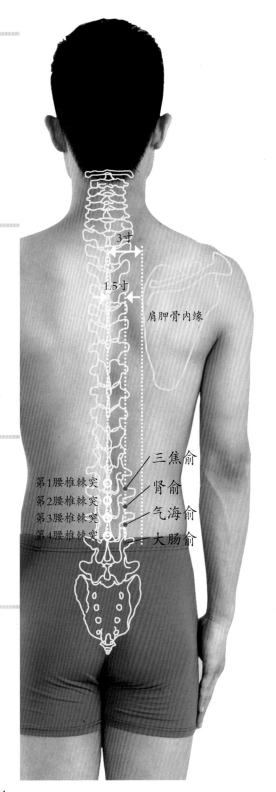

3寸

1.5寸

肩胛骨内缘

三焦俞
肾俞
气海俞
大肠俞

第1腰椎棘突
第2腰椎棘突
第3腰椎棘突
第4腰椎棘突

关元俞 Guānyuánshù

定 位 在腰部，第5腰椎棘突下，后正中线旁开1.5寸。

操 作 直刺0.5~1.2寸。

功能主治 培补元气，调理下焦。适用于慢性肠炎、痢疾、膀胱炎、阳痿、慢性盆腔炎、痛经、小便频数、遗尿、腰部软组织损伤等病症。

小肠俞 Xiǎochángshù

定 位 在骶部，横平第1骶后孔，骶正中嵴旁开1.5寸。

操 作 直刺0.8~1.2寸。

功能主治 通调二便，清热利湿。适用于肠炎、痢疾、便秘、遗尿、遗精、盆腔炎、子宫内膜炎、骶髂关节炎、痔疮等病症。

膀胱俞 Pángguāngshù

定 位 在骶部，横平第2骶后孔，骶正中嵴旁开1.5寸。

操 作 直刺0.8~1.2寸。

功能主治 清热利湿，通经活络。适用于肠炎、便秘、痔疮、痢疾、腰骶痛、坐骨神经痛、膀胱炎、遗尿、糖尿病、子宫内膜炎等病症。

中膂俞 Zhōnglǚshù

定 位 在骶部，横平第3骶后孔，骶正中嵴旁开1.5寸。

操 作 直刺0.8~1.2寸。

功能主治 补肾壮腰，清下焦湿热。适用于腰骶痛、坐骨神经痛、腹膜炎、肠炎、痢疾、糖尿病等病症。

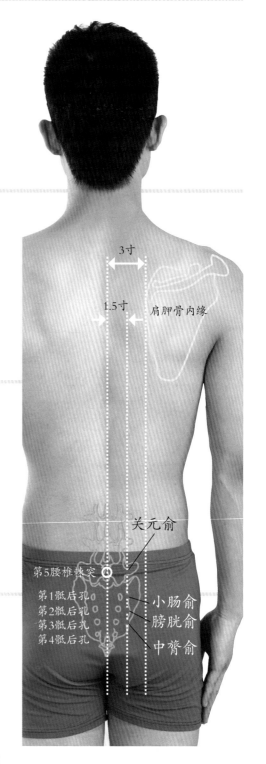

3寸

1.5寸 肩胛骨内缘

关元俞

第5腰椎棘突

第1骶后孔
第2骶后孔
第3骶后孔
第4骶后孔

小肠俞
膀胱俞
中膂俞

白环俞 Báihuánshù

定 位 在骶部，横平第4骶后孔，骶正中嵴旁开1.5寸，横平下髎。

操 作 直刺0.8~1.2寸。

功能主治 益肾固精，调理经带。适用于遗尿、遗精、前列腺炎、尿道炎、坐骨神经痛、月经不调、腰骶痛等病症。

上髎 Shàngliáo

定 位 在骶部，正对第1骶后孔中（次髎向上触摸到的凹陷即第1骶后孔）。

操 作 直刺0.8~1.0寸。

功能主治 调理下焦，通经活络。适用于月经不调、子宫脱垂、子宫内膜炎、盆腔炎、卵巢炎等病症。

次髎 Cìliáo

定 位 在骶部，第2骶后孔中（髂后上棘与第2骶椎棘突连线的中点凹陷中即第2骶后孔）。

操 作 直刺0.8~1.0寸。

功能主治 补益下焦，强腰利湿。适用于月经不调、子宫脱垂、子宫内膜炎、腰痛等病症。

中髎 Zhōngliáo

定 位 在骶部，正对第3骶后孔中（次髎向下触摸到的第1个凹陷即第3骶后孔）。

操 作 直刺0.8~1.0寸。

功能主治 补益下焦，强腰利湿。适用于月经不调、子宫内膜炎、盆腔炎、卵巢炎、腹泻、便秘、腰痛、坐骨神经痛等病症。

下髎 Xiàliáo

定 位 在骶部，正对第4骶后孔中（次髎向下触摸到的第2个凹陷即第4骶后孔）。

操 作 直刺0.8~1.0寸。

功能主治 补益下焦，强腰利湿。适用于月经不调、子宫内膜炎、盆腔炎、卵巢炎、腰痛、坐骨神经痛、下肢瘫痪等病症。

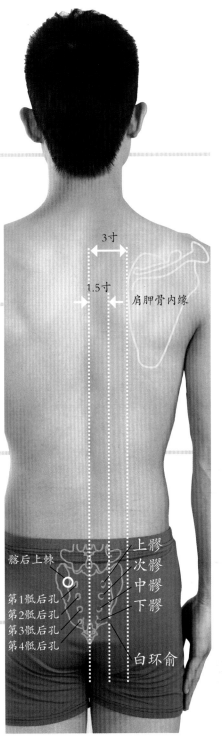

3寸
1.5寸
肩胛骨内缘
髂后上棘
第1骶后孔
第2骶后孔
第3骶后孔
第4骶后孔
上髎
次髎
中髎
下髎
白环俞

会阳 Huìyáng

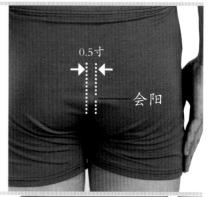

定 位 在臀部，尾骨端旁开0.5寸（俯卧或跪伏，按取尾骨下端旁软陷处取穴）。

操 作 直刺0.8~1.0寸。

功能主治 清热利湿，益肾固带。适用于前列腺炎、阳痿、外阴湿疹、阴部瘙痒、白带异常、经期腰痛、肠炎、痔疮等病症。

承扶 Chéngfú

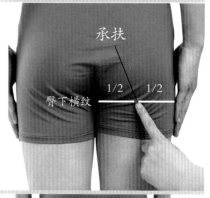

定 位 在臀部，臀沟的中点。

操 作 直刺1.5~2.5寸。

功能主治 通便消痔，舒筋活络。适用于坐骨神经痛、腰骶神经根炎、下肢瘫痪、便秘、痔疮、脱肛、尿潴留等病症。

殷门 Yīnmén

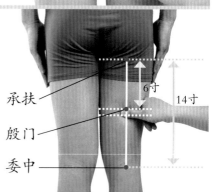

定 位 在股后侧，臀沟下6寸，股二头肌与半腱肌之间（承扶与委中连线的中点上1寸处）。

操 作 直刺1.5~2.0寸。

功能主治 舒筋通络，强腰膝。适用于坐骨神经痛、下肢麻痹、小儿麻痹后遗症等病症。

浮郄 Fúxì

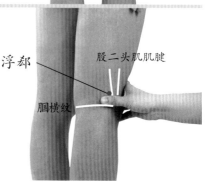

定 位 在膝后侧，腘横纹上1寸，股二头肌腱的内侧缘。

操 作 直刺1.0~1.5寸。

功能主治 舒筋通络止痛。适用于急性胃肠炎、便秘、膀胱炎、髌骨软化症、腓肠肌痉挛等病症。

委阳 Wěiyáng

定位 在膝后外侧，腘横纹上，股二头肌腱的内侧缘。

操作 直刺0.5~1.0寸。

功能主治 舒筋活络，利水化湿。适用于腰背痛、膝肿痛、肾炎、腹胀、尿潴留等病症。

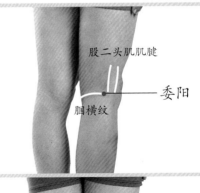

股二头肌肌腱
委阳
腘横纹

委中 Wěizhōng

定位 在膝后侧，腘横纹中点。

操作 直刺0.5~1.0寸；或用三棱针点刺出血。

功能主治 舒筋活络，泄热清暑，凉血解毒。适用于急性胃肠炎、腹痛、遗尿、尿潴留、坐骨神经痛、脑血管病后遗症、湿疹、腰扭伤、皮肤瘙痒等。

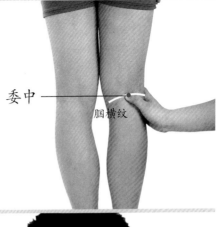

委中
腘横纹

附分 Fùfēn

定位 在背部，第2胸椎棘突下，后正中线旁开3寸。

操作 斜刺0.5~0.8寸。

功能主治 舒筋活络，疏风散邪。适用于颈椎病、颈项强痛、肋间神经痛、肺炎、感冒等病症。

魄户 Pòhù

定位 在背部，第3胸椎棘突下，后正中线旁开3寸。

操作 斜刺0.5~0.8寸。

功能主治 理气降逆，舒筋活络。适用于感冒、支气管炎、哮喘、肺结核、肋间神经痛、肩背疼痛或麻木等病症。

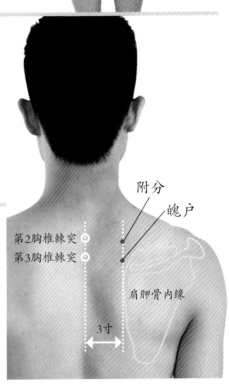

附分
魄户
第2胸椎棘突
第3胸椎棘突
肩胛骨内缘
3寸

膏肓 Gāohuāng

（定位）在背部，第4胸椎棘突下，后正中线旁开3寸。

（操作）斜刺0.5~0.8寸。

（功能主治）补虚益损，调理肺气。适用于肺结核、支气管炎、哮喘、阳痿、遗精、慢性胃炎、胃出血、神经衰弱、胸膜炎、乳腺炎等病症。

神堂 Shéntáng

（定位）在背部,第5胸椎棘突下,后正中线旁开3寸。

（操作）斜刺0.5~0.8寸。

（功能主治）宽胸理气，宁心安神。适用于支气管炎、哮喘、腰背疼痛、心绞痛、肋间神经痛等病症。

谚谆 Yìxǐ

（定位）在背部，第6胸椎棘突下，后正中线旁开3寸（坐位时，宜抱肘展肩取该穴）。

（操作）斜刺0.5~0.8寸。

（功能主治）宣肺理气，通络止痛。适用于咳嗽、感冒、心包炎、哮喘、疟疾、腰背肌痉挛、呃逆等病症。

膈关 Géguān

（定位）在背部，第7胸椎棘突下，后正中线旁开3寸（坐位时，宜抱肘展肩取该穴）。

（操作）斜刺0.5~0.8寸。

（功能主治）宽胸理气，和胃降逆。适用于呃逆、呕吐、胃出血、肠炎、腰背痛等病症。

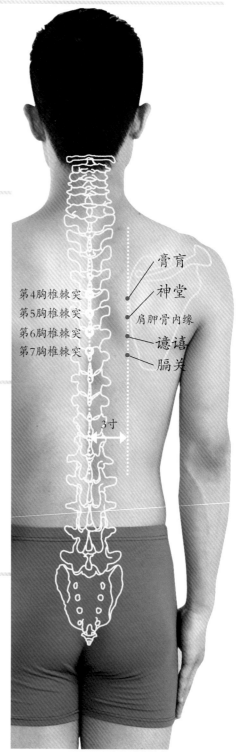

第4胸椎棘突
第5胸椎棘突
第6胸椎棘突
第7胸椎棘突

膏肓
神堂
肩胛骨内缘
谚谆
膈关

3寸

魂门 Húnmén

（定 位）在背部，第9胸椎棘突下，后正中线旁开3寸。

（操 作）斜刺0.5~0.8寸。

（功能主治）疏肝理气，降逆和胃。适用于肝炎、胆囊炎、胃炎、胃痉挛、食道狭窄、消化不良、肋间神经痛等病症。

阳纲 Yánggāng

（定 位）在背部，第10胸椎棘突下，后正中线旁开3寸。

（操 作）斜刺0.5~0.8寸。

（功能主治）疏肝利胆，健脾和中。适用于胃炎、消化不良、胃痉挛、肠炎、肝炎、胆囊炎等病症。

意舍 Yìshè

（定 位）在背部，第11胸椎棘突下，后正中线旁开3寸。

（操 作）斜刺0.5~0.8寸。

（功能主治）健脾化湿，降逆和胃。适用于消化不良、肠炎、胃扩张、胸膜炎、黄疸、发热、糖尿病等病症。

胃仓 Wèicāng

（定 位）在背部，第12胸椎棘突下，后正中线旁开3寸。

（操 作）斜刺0.5~0.8寸。

（功能主治）和胃健脾，消食导滞。适用于胃炎、胃痉挛、胃溃疡、肠炎、习惯性便秘、小儿积食等病症。

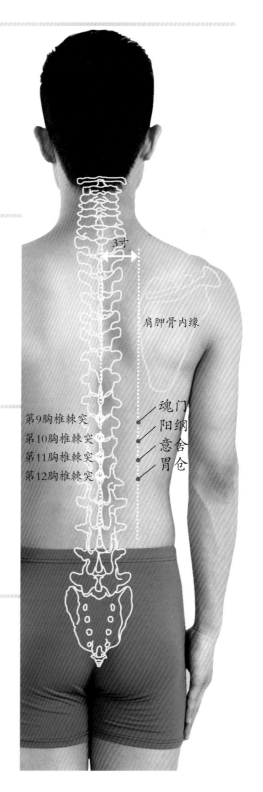

3寸

肩胛骨内缘

第9胸椎棘突
第10胸椎棘突
第11胸椎棘突
第12胸椎棘突

魂门
阳纲
意舍
胃仓

肓门 Huāngmén

（定 位）在腰部，第1腰椎棘突下，后正中线旁开3寸。

（操 作）斜刺0.5~0.8寸。

（功能主治）理气和胃，清热消肿。适用于腹中积聚、痞块及产后病。

志室 Zhìshǐ

（定 位）在腰部，第2腰椎棘突下，后正中线旁开3寸。

（操 作）直刺0.5~1.0寸。

（功能主治）益肾固精，利水，强壮腰膝。适用于遗精、阳痿、前列腺炎、肾炎、腰痛、膀胱炎、尿道炎等病症。

胞肓 Bāohuāng

（定 位）在臀部，横平第2骶后孔，骶正中嵴旁开3寸。

（操 作）直刺0.8~1.0寸。

（功能主治）补肾强腰，通利二便。适用于膀胱炎、尿道炎、尿潴留、睾丸炎、肠炎、便秘、坐骨神经痛、腰背部软组织损伤等病症。

秩边 Zhìbiān

（定 位）在臀部，横平第4骶后孔，骶正中嵴旁开3寸。

（操 作）直刺1.5~3.0寸。

（功能主治）舒筋活络，强壮腰膝，调理下焦。适用于急性腰扭伤、下肢瘫痪、坐骨神经痛、生殖器疾病、痔疮等病症。

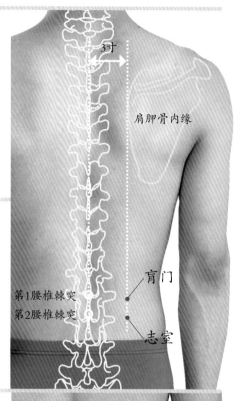

3寸

肩胛骨内缘

第1腰椎棘突
第2腰椎棘突

肓门

志室

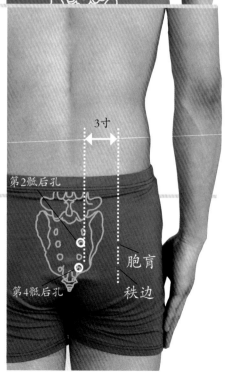

3寸

第2骶后孔

第4骶后孔

胞肓

秩边

合阳 Héyáng

定 位 在小腿后侧，腘横纹下2寸，腓肠肌内、外侧头之间（在委中与承山连线上，委中直下2寸）。

操 作 直刺1.0~1.5寸。

功能主治 调经止带，强健腰膝。适用于子宫异常出血、月经不调、子宫内膜炎、下肢瘫痪、腰背痛等病症。

承筋 Chéngjīn

定 位 在小腿后侧，腘横纹下5寸，腓肠肌两肌腹之间（合阳与承山连线的中点）。

操 作 直刺0.5~1.0寸。

功能主治 舒筋活络，强健腰膝，清肠热。适用于急性腰扭伤、腓肠肌痉挛或麻痹、脱肛、痔疮、便秘等病症。

承山 Chéngshān

定 位 在小腿后侧，腓肠肌两肌腹与跟腱交角处 [伸直小腿或足跟上提时，腓肠肌肌腹下出现尖角凹陷（"人"字形沟）中]。

操 作 直刺1.0~1.5寸。

功能主治 理气止痛，舒筋活络。适用于腰肌劳损、腓肠肌痉挛、下肢瘫痪、痔疮、脱肛、便秘、坐骨神经痛等病症。

飞扬 Fēiyáng

定 位 在小腿后外侧，腓肠肌外下缘与跟腱移行处，约当昆仑直上7寸。

操 作 直刺1.0~1.5寸。

功能主治 祛风化湿通络。适用于风湿性关节炎、痔疮、膀胱炎、癫痫、眩晕、鼻出血等病症。

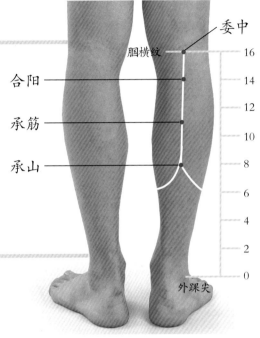

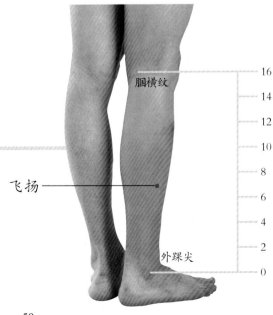

跗阳 Fūyáng

定　位 在小腿后外侧，昆仑直上3寸，腓骨与跟腱之间。

操　作 直刺0.8~1.2寸。

功能主治 疏风通络，平肝解痉。适用于急性腰扭伤、下肢瘫痪、腓肠肌痉挛、面神经麻痹、三叉神经痛、头痛等病症。

昆仑 Kūnlún

定　位 在踝后外侧，外踝尖与跟腱之间的凹陷中。

操　作 直刺0.5~1.0寸。

功能主治 益肾通络止痛。适用于头痛、颈项强痛、眩晕、鼻出血、难产、癫痫、下肢瘫痪、膝关节炎、踝关节扭伤、腰痛、膝关节周围软组织疾病等病症。

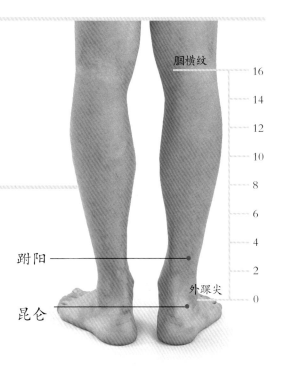

腘横纹

16
14
12
10
8
6
4
2
0

跗阳

外踝尖

昆仑

仆参 Púcān

定　位 在足外侧，昆仑直下，跟骨外侧，赤白肉际处。

操　作 直刺0.3~0.5寸。

功能主治 舒筋活络，强壮腰膝。适用于足跟痛、膝关节炎、下肢瘫痪、尿道炎、癫痫等病症。

申脉 Shēnmài

定　位 在足外侧，外踝尖直下，外踝下缘与跟骨之间凹陷中（外踝下方凹陷中，与照海内外相对）。

操　作 直刺0.3~0.5寸。

功能主治 平肝通络止痛，安眠，壮腰。适用于头痛、眩晕、失眠、癫痫、腰肌劳损、下肢瘫痪、关节炎、踝关节扭伤等病症。

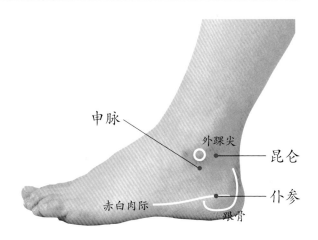

申脉

外踝尖

昆仑

仆参

赤白肉际

跟骨

金门 Jīnmén

定位 在足背，外踝前缘直下，第5跖骨粗隆（约当足跟与跖趾关节连线的中点处可触到明显隆起的骨）后方，骰骨下缘凹陷中。

操作 直刺0.3~0.5寸。

功能主治 安神开窍，通经活络。适用于癫痫、小儿惊风、头痛、膝关节炎、腰痛、踝扭伤、足跟痛等病症。

京骨 Jīnggǔ

定位 在足外侧，第5跖骨粗隆前下方，赤白肉际处。

操作 直刺0.3~0.5寸。

功能主治 息风止痉，明目舒筋。适用于头痛、颈项强痛、癫痫、腰腿痛等病症。

束骨 Shùgǔ

定位 在足外侧，第5跖趾关节的近端，赤白肉际处。

操作 直刺0.3~0.5寸。

功能主治 舒经活络，清头明目。适用于神经性头痛、眩晕、癫痫、颈项强痛、腰腿痛等病症。

足通谷 Zútōnggǔ

定位 在足趾，第5跖趾关节的远端，赤白肉际处。

操作 直刺0.2~0.3寸。

功能主治 清热安神，清脑明目。适用于头痛、哮喘、癫痫、颈椎病、慢性胃炎等病症。

至阴 Zhìyīn

定位 在足趾，小趾末节外侧，趾甲根角侧后方0.1寸。

操作 浅刺0.1~0.5寸或点刺出血；胎位不正用灸法。

功能主治 理气活血，清头明目。适用于胎位不正、难产、胎盘滞留、神经性头痛、目痛、鼻塞、鼻出血、足膝肿痛等病症。

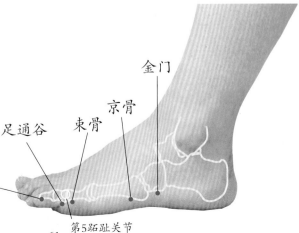

金门

京骨

束骨

足通谷

至阴

第5跖趾关节

足少阴肾经

经脉循行

从足小趾下边开始，斜向足底心，出于舟骨粗隆下，沿内踝之后进入脚跟中。上向小腿内，出腘窝内侧，上大腿内后侧后缘，通过脊柱，属于肾，络于膀胱。

直行的脉：从肾向上，通过肝、膈，进入肺中，沿喉部，夹舌根旁。

支脉：从肺出来，络于心，流注于胸中，接手厥阴心包经。

联络脏腑器官

肾、肝、肺、膀胱、心、喉、舌。

主治病症

月经不调、痛经、不孕、遗精、阳痿、二便不利等泌尿生殖系统疾病；咳喘、胸胁胀满、腹痛、吐泻、便秘等胃肠道疾病；目眩、耳鸣耳聋、咽喉肿痛、头痛等头面五官疾病；经脉循行所过处其他不适。

涌泉

阴谷
筑宾
复溜
交信
太溪
水泉
照海

大钟　然谷

俞府
彧中
神藏
灵墟
神封
步廊
幽门
腹通谷
阴都
石关
商曲
肓俞
中注
四满
气穴
大赫
横骨

涌泉 Yǒngquán

定 位 在足底，屈足卷趾时足心最凹陷中（卧位或伸腿坐位，卷足，约当足底第2、3趾蹼缘与足跟连线的前1/3与后2/3交点凹陷中）。

操 作 直刺0.5~1.0寸。

功能主治 苏厥开窍，滋阴益肾，平肝息风。适用于休克、晕车、失眠、癔病、癫痫、小儿惊风、神经性头痛、咽喉炎、发热、咳嗽、气喘、便秘、足心热等病症。

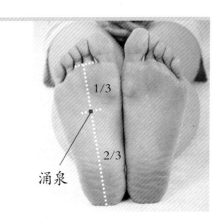

然谷 Rángǔ

定 位 在足内侧，足舟骨粗隆下方，赤白肉际处。

操 作 直刺0.5~1.0寸。

功能主治 滋阴益肾，清热利湿。适用于咯血、咽痛、糖尿病、黄疸、泄泻、阴痒、子宫脱垂、月经不调、不孕症等病症。

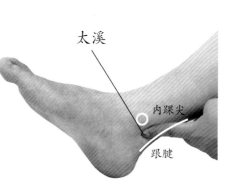

太溪 Tàixī

定 位 在踝后内侧，内踝尖与跟腱之间的凹陷中。

操 作 直刺0.5~1.0寸。

功能主治 滋阴益肾，壮阳强腰。适用于肾炎、膀胱炎、阳痿、遗精、遗尿、哮喘、咽喉肿痛、牙痛、耳鸣、糖尿病、便秘、月经不调、头痛、腰背痛等病症。

大钟 Dàzhōng

定 位 在足内侧，内踝后下方，跟骨上缘，跟腱附着部内侧前缘凹陷中。

操 作 直刺0.3~0.5寸。

功能主治 益肾平喘，调理二便。适用于尿潴留、便秘、咳喘、咽痛、痴呆、足跟痛等病症。

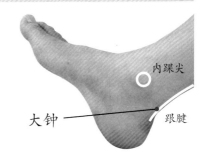

水泉 Shuǐquán

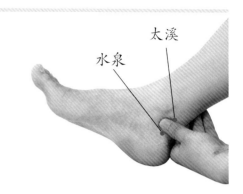

定 位 在足内侧，太溪直下1寸，跟骨结节内侧凹陷中。

操 作 直刺0.3~0.5寸。

功能主治 补肾，清热利水，通淋。适用于月经不调、闭经、子宫异常出血、子宫脱垂、不孕症、小便不利等病症。

照海 Zhàohǎi

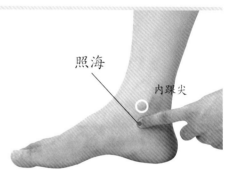

定 位 在足内侧，内踝尖下1寸，内踝下缘边际凹陷中（由内踝尖向下推，至其下缘凹陷中）。

操 作 直刺0.5~0.8寸。

功能主治 滋阴清热，调经止痛。适用于急性扁桃体炎、慢性咽喉炎、神经衰弱、失眠、月经不调、痛经等病症。

复溜 Fùliū

定 位 在小腿后内侧，内踝尖上2寸，跟腱的前缘。

操 作 直刺0.5~1.0寸。

功能主治 补肾益阴，温阳利水。适用于肾炎、睾丸炎、尿路感染、小儿麻痹后遗症、子宫异常出血、腹膜炎、痔疮、腰肌劳损等病症。

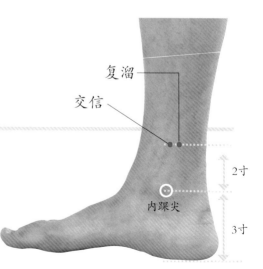

交信 Jiāoxìn

定 位 在小腿内侧，内踝尖上2寸，胫骨内侧缘后际凹陷中（复溜前0.5寸）。

操 作 直刺1.0~1.5寸。

功能主治 益肾调经，调理二便。适用于月经不调、子宫异常出血、尿潴留、尿路感染、睾丸炎、便秘、痢疾、肠炎等病症。

筑宾 Zhùbīn

定位 在小腿后内侧，太溪直上5寸，比目鱼肌与跟腱之间。

操作 直刺1.0~1.5寸。

功能主治 调理下焦，宁心安神。适用于癫痫、尿路感染、神经性呕吐、腓肠肌痉挛等病症。

阴谷 Yīngǔ

定位 在膝后内侧，腘横纹上，半腱肌肌腱外侧缘（当腘窝内侧，和委中相平，屈膝取之）。

操作 直刺1.0~1.5寸。

功能主治 益肾调经，理气止痛。适用于尿路感染、阳痿、遗精、阴茎痛、阴道炎、外阴炎、月经不调、癫痫等病症。

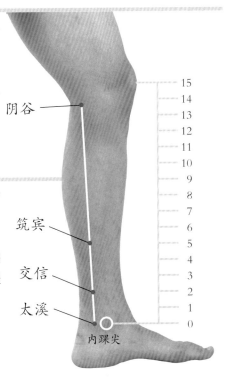

横骨 Hénggǔ

定位 在下腹部，脐中下5寸，前正中线旁开0.5寸。

操作 直刺1.0~1.5寸。

功能主治 益肾助阳，调理下焦。适用于尿道炎、尿潴留、遗尿、遗精、阳痿、盆腔炎、附件炎、闭经、月经不调等病症。

大赫 Dàhè

定位 在下腹部，脐中下4寸，前正中线旁开0.5寸。

操作 直刺1.0~1.5寸。

功能主治 益肾助阳，调经止带。适用于遗精、早泄、阳痿、睾丸炎、月经不调、白带异常等病症。

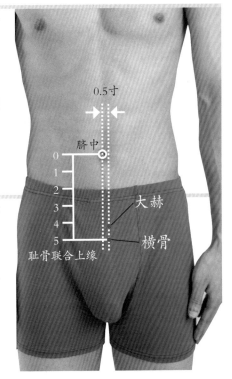

气穴 Qìxué

定 位 在下腹部，脐中下3寸，前正中线旁开0.5寸。

操 作 直刺1.0~1.5寸。

功能主治 调理冲任，益肾暖胞。适用于月经不调、带下病、不孕症等病症。

四满 Sìmǎn

定 位 在下腹部,脐中下2寸,前正中线旁开0.5寸。

操 作 直刺1.0~1.5寸。

功能主治 理气调经，利水消肿。适用于月经不调、带下病、遗精、遗尿、腹痛、腹泻、水肿等病症。

中注 Zhōngzhù

定 位 在下腹部，脐中下1寸，前正中线旁开0.5寸。

操 作 直刺1.0~1.5寸。

功能主治 调经止带，通调腑气。适用于月经不调、卵巢炎、输卵管炎、睾丸炎、肠炎、腹痛、便秘、腰痛等病症。

肓俞 Huāngshù

定 位 在上腹部，脐中旁开0.5寸。

操 作 直刺1.0~1.5寸。

功能主治 理气止痛，润肠通便。适用于胃痉挛、肠炎、痢疾、习惯性便秘、肠麻痹、尿道炎、膀胱炎等病症。

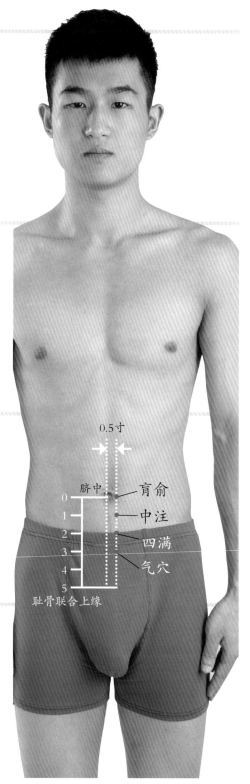

0.5寸

脐中 · 肓俞

0 · 中注

1

2 四满

3 气穴

4

5

耻骨联合上缘

商曲 Shāngqū

定 位 在上腹部，脐中上2寸，前正中线旁开0.5寸。

操 作 直刺1.0~1.5寸。

功能主治 健脾和胃，消积止痛。适用于胃炎、胃痉挛、胃下垂、痢疾、便秘等病症。

石关 Shíguān

定 位 在上腹部，脐中上3寸，前正中线旁开0.5寸。

操 作 直刺1.0~1.5寸。

功能主治 攻坚消满，调理气血。适用于胃痉挛、便秘、肠炎、食管痉挛、盆腔炎、不孕症等病症。

阴都 Yīndū

定 位 在上腹部，脐中上4寸，前正中线旁开0.5寸。

操 作 直刺1.0~1.5寸。

功能主治 调理胃肠，宽胸降逆。适用于呕吐、胃痛、腹胀、肠鸣、便秘、腹泻等病症。

腹通谷 Fùtōnggǔ

定 位 在上腹部，脐中上5寸，前正中线旁开0.5寸。

操 作 直刺0.5~1.0寸。

功能主治 健脾和胃，宽胸安神。适用于腹痛、腹胀、腹中积聚、呕吐等病症。

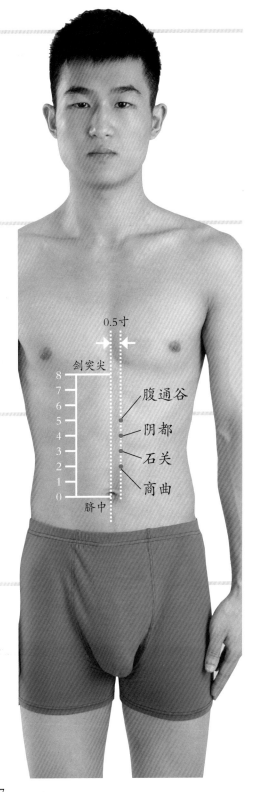

0.5寸

剑突尖

腹通谷
阴都
石关
商曲

脐中

幽门 Yōumén

定 位 在上腹部，脐中上6寸，前正中线旁开0.5寸。

操 作 直刺0.5~1.0寸。

功能主治 健脾和胃，降逆止呕。适用于慢性胃炎、胃溃疡、神经性呕吐、妊娠呕吐等病症。

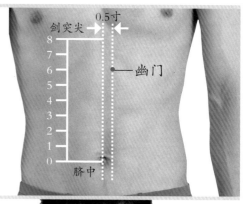

步廊 Bùláng

定 位 在前胸部，第5肋间隙，前正中线旁开2寸。

操 作 斜刺或平刺0.5~0.8寸。

功能主治 宽胸理气，止咳平喘。适用于支气管炎、哮喘、肋间神经痛、嗅觉减退、鼻炎、胃炎等病症。

神封 Shénfēng

定 位 在前胸部，第4肋间隙，前正中线旁开2寸。

操 作 斜刺或平刺0.5~0.8寸。

功能主治 宽胸理肺，降逆止呕。适用于肺炎、支气管炎、哮喘、胸膜炎、心动过速、乳腺炎、呕吐等病症。

灵墟 Língxū

定 位 在前胸部，第3肋间隙，前正中线旁开2寸。

操 作 直刺0.5~1.0寸。

功能主治 疏肝宽胸，肃降肺气。适用于支气管炎、哮喘、肋间神经痛、胸膜炎、乳腺炎、呕吐、食欲缺乏等病症。

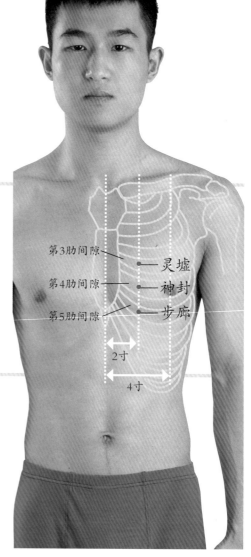

神藏 Shéncáng

定　位 在前胸部，第2肋间隙，前正中线旁开2寸。

操　作 斜刺或平刺0.5~0.8寸。

功能主治 宽胸理气，降逆平喘。适用于感冒、支气管炎、支气管哮喘、肋间神经痛、呃逆、胸膜炎、消化不良等病症。

彧中 Yùzhōng

定　位 在前胸部，第1肋间隙，前正中线旁开2寸。

操　作 斜刺或平刺0.5~0.8寸。

功能主治 宽胸理气，止咳化痰。适用于支气管炎、肋间神经痛、呃逆、胸膜炎、食欲缺乏等病症。

俞府 Shùfǔ

定　位 在前胸部，锁骨下缘，前正中线旁开2寸。

操　作 斜刺或平刺0.5~0.8寸。

功能主治 止咳平喘，和胃降逆。适用于支气管炎、哮喘、呼吸困难、神经性呕吐、食欲缺乏、胸膜炎等病症。

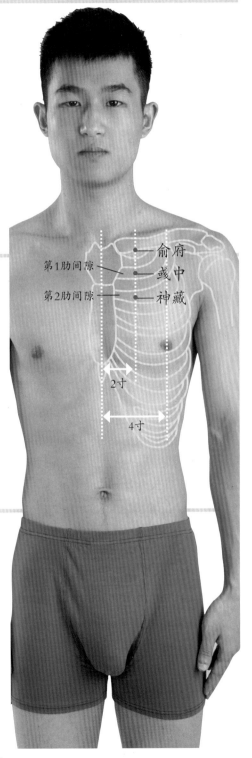

第1肋间隙 ── ● ── 俞府
── ● ── 彧中
第2肋间隙 ── ● ── 神藏

2寸
4寸

手厥阴心包经

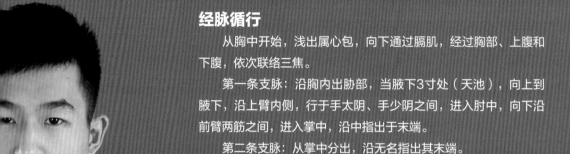

经脉循行

从胸中开始，浅出属心包，向下通过膈肌，经过胸部、上腹和下腹，依次联络三焦。

第一条支脉：沿胸内出胁部，当腋下3寸处（天池），向上到腋下，沿上臂内侧，行于手太阴、手少阴之间，进入肘中，向下沿前臂两筋之间，进入掌中，沿中指出于末端。

第二条支脉：从掌中分出，沿无名指出其末端。

联络脏腑器官

心、心包、三焦。

主治病症

心胸烦闷，心痛，掌心发热等。

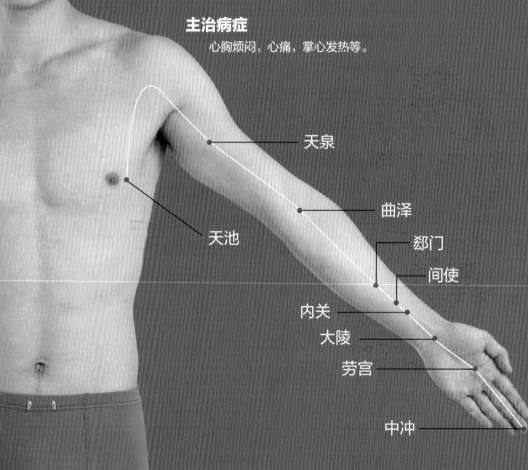

天泉

曲泽

郄门

间使

天池

内关

大陵

劳宫

中冲

天池 Tiānchí

定位 在前胸部，第4肋间隙，前正中线旁开5寸。

操作 斜刺或平刺0.5~0.8寸；本穴正当胸腔，内容心、肺，不宜深刺。

功能主治 活血化瘀，宽胸理气。适用于咳嗽、痰多、气喘、心绞痛、乳腺炎、乳汁分泌不足、腋下淋巴结炎、肋间神经痛等病症。

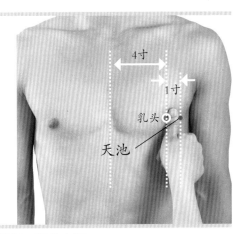

天泉 Tiānquán

定位 在臂前侧，腋前纹头下2寸，肱二头肌的长、短头之间。

操作 直刺0.5~0.8寸。

功能主治 宽胸理气，活血通脉。适用于心绞痛、心动过速、心内膜炎、肋间神经痛、呃逆、支气管炎、上臂内侧痛、视力减退等病症。

曲泽 Qūzé

定位 在肘前侧，肘横纹上，肱二头肌腱的尺侧缘凹陷中（屈肘45°，尺泽尺侧肌腱旁）。

操作 直刺1.0~1.5寸；或者用三棱针点刺出血。

功能主治 清暑泄热，和胃降逆，解毒。适用于心律失常、心绞痛、风湿性心脏病、心肌炎、胃痛、呕吐、中暑、肘关节疼痛等病症。

郄门 Xìmén

定位 在前臂前侧，腕掌侧远端横纹上5寸，掌长肌腱与桡侧腕屈肌腱之间。

操作 直刺0.5~1.0寸。

功能主治 宁心安神，清营止血。适用于心绞痛、心肌炎、风湿性心脏病、心悸、呃逆、癔病、乳腺炎、胸膜炎、胃出血等病症。

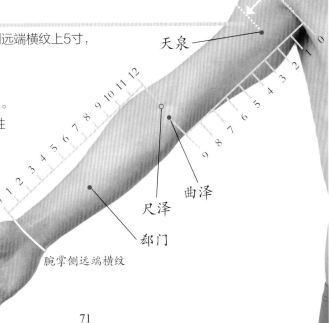

间使 Jiānshǐ

定 位 在前臂前侧，腕掌侧远端横纹上3寸，掌长肌腱与桡侧腕屈肌腱之间。

操 作 直刺0.5~1.0寸。

功能主治 宽胸和胃，清心安神。适用于风湿性心脏病、心绞痛、心肌炎、心律失常、感冒、咽喉炎、疟疾、癫痫、精神失常、胃痛、呕吐等病症。

内关 Nèiguān

定 位 在前臂前侧，腕掌侧远端横纹上2寸，掌长肌腱与桡侧腕屈肌腱之间。

操 作 直刺0.5~1.0寸。

功能主治 宁心安神，和胃降逆，理气镇痛。适用于风湿性心脏病、心肌炎、心绞痛、心律失常、眩晕，失眠、胃痛、呕吐、呃逆等病症。

大陵 Dàlíng

定 位 在腕前侧，腕掌侧远端横纹中，掌长肌腱与桡侧腕屈肌腱之间。

操 作 直刺0.3~0.5寸。

功能主治 宁心安神，和营通络，宽胸理气和胃。适用于心肌炎、心动过速、神经衰弱、失眠、癫痫、精神分裂症、胃炎、胃出血等病症。

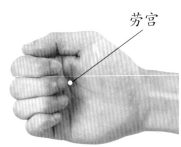

间使
内关
大陵
腕掌侧远端横纹

劳宫 Láogōng

定 位 在手掌，横平第3掌指关节近端，第2、三掌骨之间偏于第3掌骨（握拳屈指时，中指尖点到处即是）。

操 作 直刺0.3~0.5寸。

功能主治 清心泻热，开窍醒神，消肿止痒。适用于中风昏迷、中暑、精神失常、呕吐、呕血、黄疸、口疮、口臭等病症。

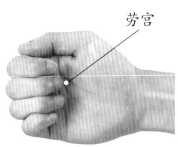

劳宫

中冲 Zhōngchōng

定 位 在手指，中指末端最高点（另一种定位：中指末节桡侧指甲根角侧上方0.1寸）。

操 作 浅刺0.1寸；或用三棱针点刺出血。

功能主治 苏厥开窍，清心泻热。适用于中风昏迷、休克、中暑、癔病、癫痫、小儿惊风、高血压、心绞痛、心肌炎、小儿消化不良、舌炎等病症。

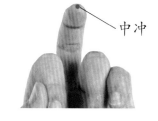

中冲

手少阳三焦经

经脉循行

起于无名指末端，上行小指与无名指之间，沿手背至腕部，出于前臂伸侧两骨之间，向上通过肘尖，沿上臂外侧，向上通过肩部，交出足少阳经的后面，进入缺盆，分布于膻中，散络于心包，通过膈肌，广泛属于上、中、下三焦。

第一条支脉：从膻中上行，出锁骨上窝，上向后项，连系耳后，直上出耳上方，下弯向面颊，至眼下。

第二条支脉：从耳后进入耳中，出走耳前，经过上关前，交面颊，到外眼角接足少阳胆经。

联络脏腑器官

三焦、心包、耳、眼、肺、膈。

主治病症

头痛，目赤痛，牙痛，口眼㖞斜，耳鸣耳聋，咽喉肿痛等头面五官病症；失眠、昏厥等神志病；颈肩背痛，糖尿病等。

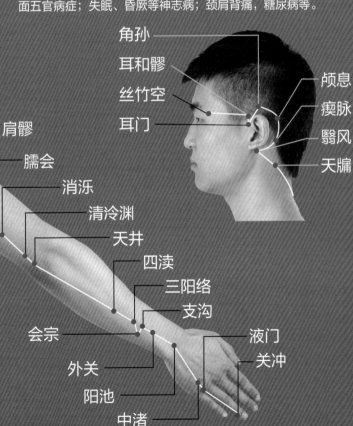

角孙
颅息
瘈脉
翳风
天牖
天髎
肩髎
臑会
消泺
清冷渊
天井
四渎
三阳络
支沟
会宗
外关
阳池
中渚
液门
关冲

角孙
耳和髎
丝竹空
耳门
颅息
瘈脉
翳风
天牖

关冲 Guānchōng

定 位 在手指，第4指末节尺侧，指甲根角侧上方0.1寸。

操 作 浅刺0.1寸；或用三棱针点刺出血。

功能主治 泻热开窍，清利喉舌。适用于发热、耳鸣、耳聋、头痛、咽喉肿痛、结膜炎、角膜白斑、脑血管病、小儿消化不良等病症。

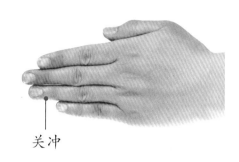

关冲

液门 Yèmén

定 位 在手背，第4、5指间，指蹼缘上方赤白肉际凹陷中。

操 作 直刺0.3~0.5寸。

功能主治 清头目，利三焦，通络止痛。适用于头痛、目赤、耳鸣、耳聋、咽喉肿痛、疟疾、前臂肌痉挛或疼痛、手背痛等病症。

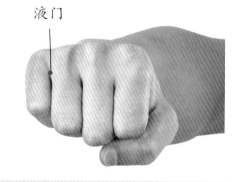

液门

中渚 Zhōngzhǔ

定 位 在手背，第4、5掌骨间，第4掌指关节近端凹陷中。

操 作 直刺0.3~0.5寸。

功能主治 清热疏风，舒筋活络。适用于神经性耳聋、头痛、头晕、咽喉肿痛、肩背部筋膜炎、肘臂酸痛、手指屈伸不利等病症。

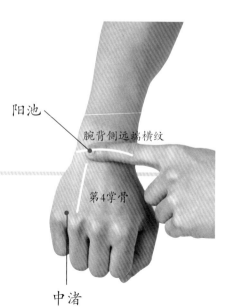

阳池

腕背侧远端横纹

第4掌骨

中渚

阳池 Yángchí

定 位 在腕后侧，腕背侧远端横纹上，指伸肌腱的尺侧缘凹陷中（俯掌，沿第4、5掌骨间向上至腕背侧远端横纹处的凹陷中，横平阳溪、阳谷）。

操 作 直刺0.3~0.5寸。

功能主治 清热通络，通调三焦。适用于疟疾、口干、头痛、发热汗不出、耳聋、手腕部损伤、糖尿病等病症。

外关 Wàiguān

定 位 在前臂后侧，腕背侧远端横纹上2寸，尺骨与桡骨间隙中点（与内关相对）。

操 作 直刺0.5~1.0寸。

功能主治 疏风解表，清热消肿。适用于落枕、颈椎病、头痛、耳鸣、中风后遗症、胸胁痛、面瘫、腕管综合征、急性腰扭伤、坐骨神经痛等病症。

支沟 Zhīgōu

定 位 在前臂后侧，腕背侧远端横纹上3寸，尺骨与桡骨间隙中点，横平会宗。

操 作 直刺0.5~1.0寸。

功能主治 清利三焦，通腑降逆。适用于习惯性便秘、耳聋、耳鸣、呕吐、泄泻、经闭、产后乳汁分泌不足、胸胁痛、上肢麻痹瘫痪等病症。

会宗 Huìzōng

定 位 在前臂后侧，腕背侧远端横纹上3寸，尺骨的桡侧缘。

操 作 直刺0.5~1.0寸。

功能主治 清利三焦，安神定志，疏通经络。适用于耳聋、耳鸣、癫痫、上肢肌肤痛等病症。

三阳络 Sānyángluò

定 位 在前臂后侧，腕背侧远端横纹上4寸，尺骨与桡骨间隙中点（阳池与肘尖连线的上2/3与下1/3的交点处，两骨之间）。

操 作 直刺0.5~1.0寸。

功能主治 舒筋通络，开窍镇痛。适用于龋齿牙痛、耳聋、声音嘶哑、手臂痛不能上举、挫闪腰痛等病症。

四渎 Sìdú

定 位 在前臂后侧，尺骨鹰嘴尖下5寸，尺骨与桡骨间隙中点。

操 作 直刺0.5~1.0寸。

功能主治 开窍聪耳，清利咽喉。适用于耳聋、牙痛、咽喉痛、偏头痛、上肢麻痹瘫痪、神经衰弱等病症。

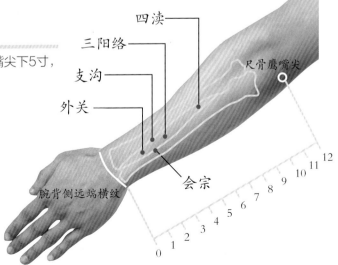

四渎
三阳络
支沟
外关
会宗
尺骨鹰嘴尖
腕背侧远端横纹

天井 Tiānjǐng

定　位 在肘后侧，尺骨鹰嘴尖上1寸凹陷中（屈肘90°时，鹰嘴窝中）。

操　作 直刺0.5~1.0寸。

功能主治 行气散结，安神通络。适用于心痛、胸痹、偏头痛、耳聋、癫痫、甲状腺疾病、颈淋巴结结核、颈项痛、肩臂痛等病症。

清冷渊 Qīnglíngyuān

定　位 在臂后侧，尺骨鹰嘴尖与肩峰角连线上，尺骨鹰嘴尖上2寸。

操　作 直刺0.5~1.0寸。

功能主治 疏散风寒，通经止痛。适用于头晕、头痛、目痛目赤、肩臂痛不能举、肘痛不能屈伸等病症。

消泺 Xiāoluò

定　位 在臂后侧，尺骨鹰嘴尖与肩峰角连线上，鹰嘴尖上5寸。

操　作 直刺0.8~1.0寸。

功能主治 清热安神，活络止痛。适用于牙痛、头痛、头晕、颈项强痛、臂痛、背肿等病症。

臑会 Nàohuì

定　位 在臂后侧，在尺骨鹰嘴尖与肩峰角连线上，与三角肌后缘相交处。

操　作 直刺0.5~1.0寸。

功能主治 化痰散结，通络止痛。适用于甲状腺肿、颈淋巴结结核、上肢神经麻痹、肩胛肿痛、腋下痛等病症。

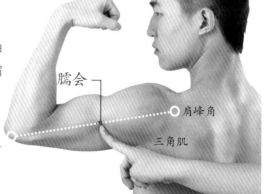

腋后纹头

消泺

清冷渊

天井

尺骨鹰嘴尖

臑会　肩峰角

尺骨鹰嘴尖　三角肌

肩髎 Jiānliáo

定　位 在肩带部，肩峰角与肱骨大结节两骨间凹陷中（屈臂外展，肩峰外侧缘出现前后两个凹陷，前一较深凹陷为肩髃，后一凹陷为本穴）。

操　作 直刺0.5~1.0寸。

功能主治 祛风湿，通经络。适用于肩关节周围炎、颈椎病、肩袖损伤等病症。

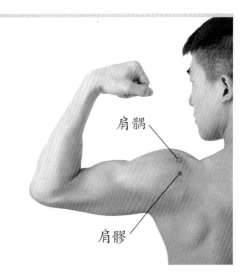

天髎 Tiānliáo

定　位 在肩带部，肩胛骨上角骨际凹陷中。正坐垂肩，在肩井与曲垣连线的中点。

操　作 直刺0.5~0.8寸。

功能主治 祛风除湿，通经止痛。适用于颈项强痛、肩臂痛、落枕、肩背部疼痛等病症。

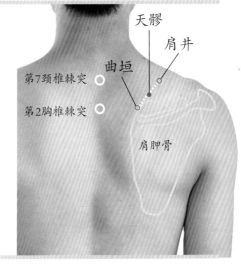

天牖 Tiānyǒu

定　位 在颈前部，横平下颌角，胸锁乳突肌的后缘凹陷中。

操　作 直刺0.8~1.0寸。

功能主治 清头明目，通经活络。适用于头痛、头晕、目痛面肿、暴聋耳鸣、视神经炎、鼻出血、咽炎、颈肩背部痉挛强直、多梦等病症。

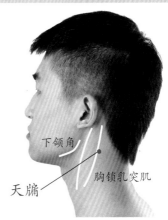

翳风 Yìfēng

定位 在颈部，耳垂后方，乳突下端前方凹陷中。

操作 直刺0.8~1.0寸。

功能主治 聪耳通窍，清热消肿。适用于耳聋、耳鸣、头痛、牙痛、腮腺炎、颞下颌关节炎、口眼㖞斜、甲状腺肿、面神经麻痹、呃逆等病症。

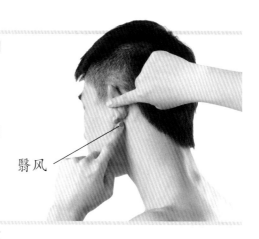

翳风

瘛脉 Chìmài

定位 在头部，乳突中央，角孙与翳风沿耳轮弧形连线的上2/3与下1/3的交点处。

操作 平刺0.3~0.5寸，或点刺出血。

功能主治 息风解痉，活络通窍。适用于耳聋、耳鸣、视物不清、呕吐、泄泻、头痛等病症。

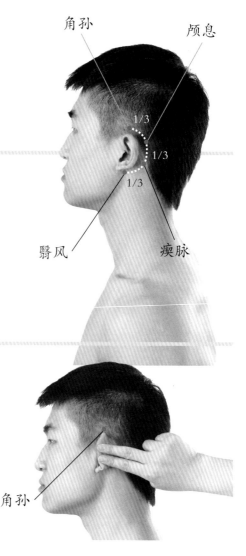

角孙　颅息
1/3
1/3
1/3
翳风　瘛脉

颅息 Lúxī

定位 在头部，角孙与翳风沿耳轮弧形连线的上1/3与下2/3的交点处。

操作 平刺0.2~0.5寸。

功能主治 通窍聪耳，泄热镇惊。适用于耳鸣、耳聋、中耳炎、头痛、视网膜出血、小儿惊风、呕吐、哮喘等病症。

角孙 Jiǎosūn

定位 在头部，耳尖正对发际处（耳郭向前对折时，耳郭上部尖端处为耳尖，其正对发际处为本穴）。

操作 平刺0.3~0.5寸，小儿腮腺炎宜用灯火灸。

功能主治 清热消肿，散风止痛。适用于腮腺炎、牙龈炎、视神经炎、视网膜出血、目痛、头痛等病症。

角孙

耳门 Ěrmén

定 位 在面部，耳屏上切迹与下颌骨髁突之间的凹陷中（微张口，在耳屏上切迹前的凹陷中，听宫直上）。

操 作 直刺0.5~1.0寸。

功能主治 开窍聪耳，泄热活络。适用于耳聋、耳鸣、耳疮流脓、中耳炎、牙痛、颞下颌关节炎、口周肌肉痉挛等病症。

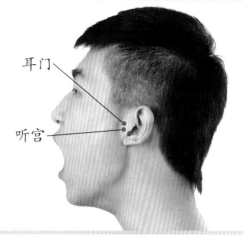

耳和髎 Ěrhéliáo

定 位 在头部，鬓发后缘，耳郭根的前方，颞浅动脉的后缘。

操 作 避开动脉，斜刺0.3~0.5寸。

功能主治 祛风通络，解痉止痛。适用于耳鸣、流涕、头痛、颊肿、面瘫、面肌痉挛、中耳炎、鼻炎等病症。

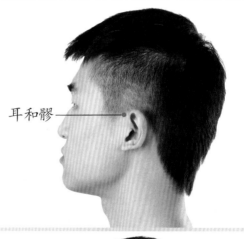

丝竹空 Sīzhúkōng

定 位 在头部，眉梢凹陷中（瞳子髎直上）。

操 作 平刺0.5~1.0寸；不宜直接灸。

功能主治 清头明目，平肝镇痉。适用于头痛、眩晕、结膜炎、视神经萎缩、面神经麻痹等病症。

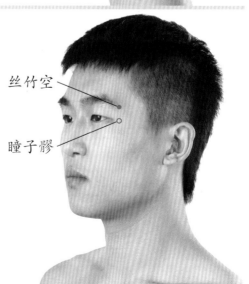

足少阳胆经

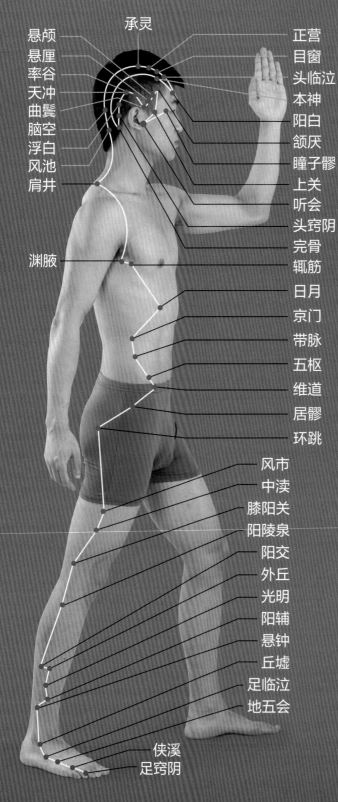

悬颅
悬厘
率谷
天冲
曲鬓
脑空
浮白
风池
肩井
渊腋
承灵

正营
目窗
头临泣
本神
阳白
颔厌
瞳子髎
上关
听会
头窍阴
完骨
辄筋
日月
京门
带脉
五枢
维道
居髎
环跳
风市
中渎
膝阳关
阳陵泉
阳交
外丘
光明
阳辅
悬钟
丘墟
足临泣
地五会
侠溪
足窍阴

经脉循行

从外眼角开始，上行到额角，下耳后，沿颈旁，行手少阳三焦经之前，至肩上退后，交出手少阳三焦经之后，进入缺盆。

第一条支脉：从耳后进入耳中，走耳前，至外眼角后。

第二条支脉：从外眼角分出，下向大迎，会合手少阳三焦经，至眼下。下边经过颊车，下行颈部，会合于缺盆。由此下向胸中，通过膈肌，络于肝，属于胆。沿胁里，出于腹股沟动脉处，绕阴部毛际，横向进入髋关节部。

直行脉：从缺盆下向到腋下，沿胸侧，过季胁，向下会合于髋关节部。由此向下，沿大腿外侧，出膝外侧，下向腓骨小头前，直下到腓骨下段，下出外踝之前，沿足背进入第四趾外侧。

第三条支脉：从足背分出，进入第一、第二跖骨间，出姆趾端，回转来通过爪甲，出于趾背毫毛部，接足厥阴肝经。

联络脏腑器官

胆、肝、膈、耳、眼、咽喉。

主治病症

头痛、眩晕、口眼㖞斜、耳鸣耳聋、齿痛等头面五官病症；月经不调、带下等妇科病；多梦、癫痫等神志病；经脉循行所过处其他不适，如颈肩背疼痛、下肢痿痹。

瞳子髎 Tóngzǐliáo

定　位 在头部，目外眦外侧0.5寸凹陷中。

操　作 直刺或平刺0.3~0.5寸；或用三棱针点刺出血。

功能主治 平肝息风，明目退翳。适用于角膜炎、视网膜炎、视网膜出血、屈光不正、近视、白内障、青光眼、夜盲症、视神经萎缩、头痛等病症。

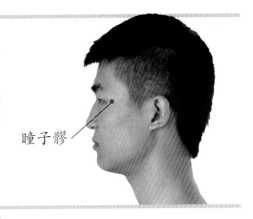

瞳子髎

听会 Tīnghuì

定　位 在面部，耳屏间切迹与下颌骨髁突之间的凹陷中（微张口，耳屏间切迹前方凹陷中，听宫直下）。

操　作 直刺0.5~1.0寸。

功能主治 开窍聪耳，通经活络。适用于突发性耳聋、中耳炎、腮腺炎、牙痛、咀嚼肌痉挛、面神经麻痹、口眼㖞斜等病症。

上关 Shàngguān

定　位 在头部，颧弓上缘中央凹陷中（下关直上，微张口取穴）。

操　作 直刺0.5~1.0寸。

功能主治 聪耳镇痉，散风活络。适用于耳鸣、耳聋、化脓性中耳炎、牙痛、颞下颌关节炎、颞下颌关节紊乱综合征、面神经麻痹、面肌痉挛、偏头痛、眩晕等病症。

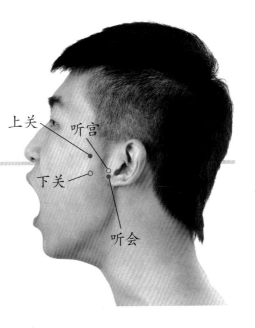

上关　听宫
下关
听会

颔厌 Hànyàn

定　位 在头部，从头维至曲鬓的弧形连线(其弧度与鬓发弧度相应)的上1/4与下3/4的交。

操　作 平刺0.5~0.8寸。

功能主治 清热散风，通络止痛。适用于偏头痛、三叉神经痛、眩晕、癫痫、耳鸣等病症。

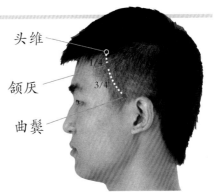

头维
1/4
颔厌
3/4
曲鬓

悬颅 Xuánlú

定位 在头部，从头维至曲鬓的弧形连线
(其弧度与鬓发弧度相应)的中点处。

操作 平刺0.5~0.8寸。

功能主治 通络消肿，清热散风。适用于偏头
痛、三叉神经痛、神经衰弱、牙痛、鼻炎、结
膜炎等病症。

悬厘 Xuánlí

定位 在头部，从头维至曲鬓的弧形连线
(其弧度与鬓发弧度相应)的上3/4与下1/4的交
点处。

操作 平刺0.5~0.8寸。

功能主治 通络解表，清热散风。适用于神经
衰弱、偏头痛、三叉神经痛、耳鸣、结膜炎、
鼻炎等疾病。

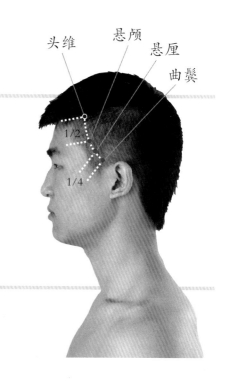

曲鬓 Qūbìn

定位 在头部，鬓角发际后缘与耳尖水平线
的交点处。

操作 平刺0.5~0.8寸。

功能主治 清热止痛，活络通窍。适用于三叉神
经痛、偏头痛、面神经麻痹、牙痛、视网膜出
血等病症。

率谷 Shuàigǔ

定位 在头部，耳尖直上入发际1.5寸（角
孙直上，入发际1.5寸。咀嚼时以手按之有肌肉
鼓动）。

操作 平刺0.5~0.8寸。

功能主治 平肝息风，通经活络。适用于头
痛、偏头痛、三叉神经痛、面神经麻痹、眩
晕、耳鸣、耳聋、胃炎、呕吐、小儿高热惊厥
等病症。

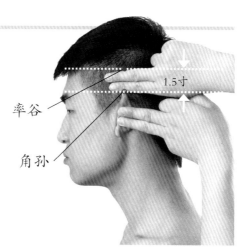

天冲 Tiānchōng

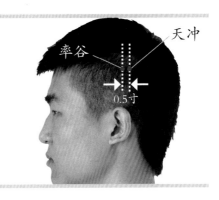

定　位 在头部，耳根后缘直上，入发际2寸（率谷之后0.5寸）。

操　作 平刺0.5~0.8寸。

功能主治 祛风定惊，清热消肿。适用于头痛、癫痫、牙龈炎、耳鸣、耳聋、甲状腺肿大等病症。

浮白 Fúbái

定　位 在头部，耳后乳突的后上方，从天冲至完骨的弧形连线(其弧度与耳郭弧度相应)的上1/3与下2/3交点处（在侧头部，耳尖后方，入发际1寸）。

操　作 平刺0.5~0.8寸。

功能主治 散风止痛，理气散结。适用于头痛、牙痛、耳鸣、耳聋、甲状腺肿大、支气管炎、扁桃体炎、下肢瘫痪等病症。

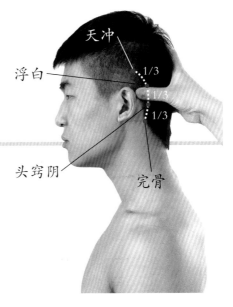

头窍阴 Tóuqiàoyīn

定　位 在头部，耳后乳突的后上方，从天冲到完骨的弧形连线(其弧度与耳郭弧度相应)的上2/3与下1/3交点处。

操　作 平刺0.5~0.8寸。

功能主治 平肝镇痛，开窍聪耳。适用于头痛、三叉神经痛、耳鸣，耳聋、颈项强痛、甲状腺肿大、口干、口苦等病症。

完骨 Wángǔ

定　位 在颈部，耳后乳突的后下方凹陷中。

操　作 平刺0.5~0.8寸。

功能主治 通络宁神，祛风清热。适用于头痛、失眠、癫痫、面神经麻痹、腮腺炎、牙龈炎、中耳炎、扁桃体炎、颈椎病等病症。

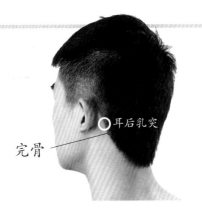

本神 Běnshén

定 位 在头部，前发际上0.5寸，头正中线旁开3寸。

操 作 平刺0.3~0.5寸。

功能主治 祛风定惊，安神止痛。适用于神经性头痛、眩晕、颈项强痛、癫痫、胸胁痛、脑血管病后遗症等病症。

阳白 Yángbái

定 位 在头部，眉上1寸，瞳孔直上。

操 作 横刺0.3~0.5寸。

功能主治 清头明目，祛风泄热。适用于眼科疾病、面神经麻痹或面肌痉挛、眶上神经痛等病症。

头临泣 Tóulínqì

定 位 在头部，前发际上0.5寸，瞳孔直上（两目平视，瞳孔直上，正当神庭与头维沿前发际弧形连线的中点处）。

操 作 平刺0.3~0.5寸。

功能主治 聪耳明目，安神定志。适用于头痛、眩晕、鼻塞、鼻窦炎、小儿高热惊厥、角膜白斑及急、慢性结膜炎等病症。

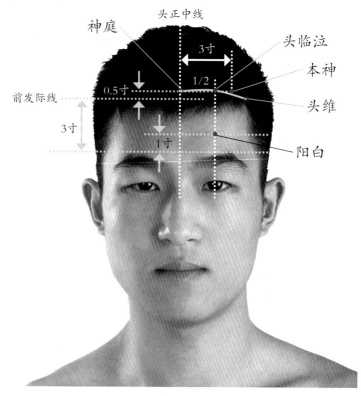

目窗 Mùchuāng

定位 在头部，前发际上1.5寸，瞳孔直上（头临泣直上1寸处）。

操作 平刺0.3~0.5寸。

功能主治 明目开窍，祛风定惊。适用于神经性头痛、眩晕、结膜炎、视力减退、牙痛、感冒等病症。

正营 Zhèngyíng

定位 在头部，前发际上2.5寸，瞳孔直上（头临泣直上2寸处）。

操作 平刺0.3~0.5寸。

功能主治 平肝明目，疏风止痛。适用于头痛、眩晕、牙痛、视神经萎缩、呕吐等病症。

承灵 Chénglíng

定位 在头部，前发际上4寸，瞳孔直上。

操作 平刺0.3~0.5寸。

功能主治 通利官窍，散风清热。适用于头痛、感冒、鼻炎、鼻出血、发热等病症。

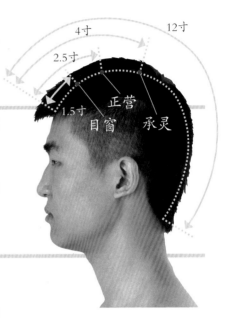

脑空 Nǎokōng

定位 在头部，横平枕外隆凸的上缘，风池直上。

操作 平刺0.3~0.5寸。

功能主治 醒脑宁神，散风清热。适用于发热、哮喘、癫痫、精神异常、头痛、耳鸣、鼻炎、鼻出血、心悸等病症。

风池 Fēngchí

定位 在项部，枕骨之下，胸锁乳突肌上端与斜方肌上端之间的凹陷中（横平风府）。

操作 向鼻尖方向斜刺0.8~1.2寸，或平刺透风府；深部为延髓，必须严格掌握针刺角度和深度。

功能主治 平肝息风，祛风明目，通利孔窍。适用于高血压、脑动脉硬化、电光性眼炎、视网膜出血、视神经萎缩、鼻炎、耳聋、耳鸣、感冒、头痛、眩晕、近视、失眠等病症。

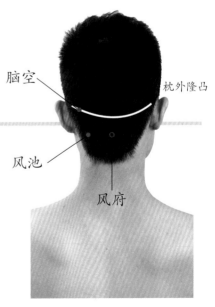

肩井 Jiānjǐng

定 位 在颈后部，第7颈椎棘突与肩峰最外侧点连线的中点。

操 作 直刺0.3~0.5寸，深部正当肺尖，慎不可深刺，捣刺；孕妇禁用。

功能主治 祛风清热，活络消肿。适用于高血压、神经衰弱、副神经麻痹、乳腺炎、产后少乳、难产、落枕、肩背痛等病症。

渊腋 Yuānyè

定 位 在侧胸部，第4肋间隙中，在腋中线上。

操 作 平刺0.5~0.8寸；不可深刺，以免伤及内脏。

功能主治 理气宽胸，消肿止痛。适用于胸肌痉挛、肋间神经痛、胸膜炎、肩臂痛等病症。

辄筋 Zhéjīn

定 位 在侧胸部，第4肋间隙中，腋中线前1寸。

操 作 平刺0.5~0.8寸；不可深刺，以免伤及内脏。

功能主治 降逆平喘，理气止痛。适用于胸膜炎、支气管哮喘、肋间神经痛、神经衰弱、肌肉痉挛、呕吐等病症。

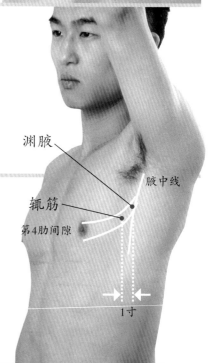

日月 Riyuè

定 位 在前胸部，第7肋间隙中，前正中线旁开4寸（女性在锁骨中线与第7肋间隙交点处）。

操 作 斜刺或平刺0.5~0.8寸；不可深刺，以免伤及内脏。

功能主治 利胆疏肝，降逆和胃。适用于黄疸、呃逆、呕吐、反酸、胃及十二指肠溃疡、急慢性肝炎等病症。

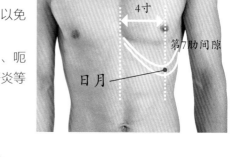

京门 Jīngmén

定位 在侧腹部，第12肋骨游离端的下际（侧卧举臂，从腋后线的肋弓软骨缘下方向后触及第12肋游离端）。

操作 直刺0.3~0.5寸；不可深刺，以免伤及内脏。

功能主治 健脾化湿，益肾利水。适用于肾炎、水肿、疝气、尿路结石、肋间神经痛、腰肌劳损、肠炎等病症。

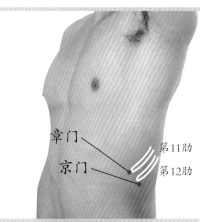

章门
京门
第11肋
第12肋

带脉 Dàimài

定位 在侧腹部，第11肋骨游离端垂线与脐水平线的交点上（侧卧举臂，屈上足伸下足，先确认第12肋游离端，再沿肋弓缘向前触摸到的浮肋即第11肋游离端，直下与脐相平处取之）。

操作 直刺0.8~1.5寸。

功能主治 健脾利湿，调经止带。适用于子宫异常出血、闭经、子宫内膜炎、附件炎、盆腔炎、子宫脱垂、阴道炎、膀胱炎、腰痛、下肢无力等病症。

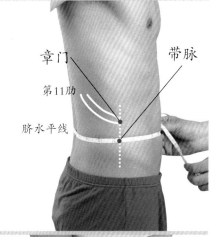

章门
带脉
第11肋
脐水平线

五枢 Wǔshū

定位 在下腹部，横平脐下3寸，髂前上棘内侧（带脉下3寸处，横平关元）。

操作 直刺1.0~1.5寸。

功能主治 调经止带，调理下焦。适用于子宫内膜炎、阴道炎、疝气、睾丸炎、腰痛、便秘等病症。

维道 Wéidào

定位 在下腹部，髂前上棘内下0.5寸。

操作 直刺1.0~1.5寸。

功能主治 调理冲任，利水止痛。适用于子宫内膜炎、肾炎、附件炎、盆腔炎、子宫脱垂、肠炎、阑尾炎、习惯性便秘、髋关节疼痛等病症。

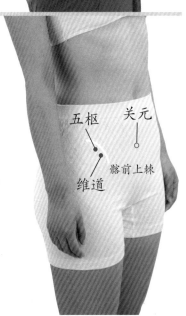

五枢
关元
髂前上棘
维道

居髎 Jūliáo

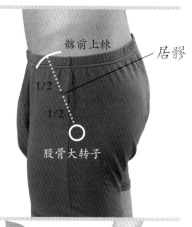

定 位 在臀部，髂前上棘与股骨大转子最凸点连线的中点处。

操 作 直刺1.0~1.5寸。

功能主治 舒筋活络，益肾强健。适用于阑尾炎、胃痛、下腹痛、睾丸炎、肾炎、膀胱炎、月经不调、子宫内膜炎、白带多、腰腿痛等病症。

环跳 Huántiào

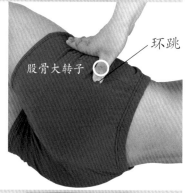

定 位 在臀部，股骨大转子最凸点与骶管裂孔连线的外1/3与内2/3交点处（侧卧，伸下腿，上腿屈髋屈膝取穴）。

操 作 直刺2.0~3.0寸。

功能主治 祛风化湿，强健腰膝。适用于风湿性关节炎、坐骨神经痛、下肢麻痹、脑血管病后遗症、腰腿痛、髋关节及周围软组织疾病、脚气、感冒等病症。

风市 Fēngshì

定 位 在股外侧，腘横纹上9寸（直立垂手，掌心贴于大腿时中指尖所指凹陷中），髂胫束后缘。

操 作 直刺1.0~2.0寸。

功能主治 祛风化湿，通经活络。适用于下肢瘫痪、腰腿痛、膝关节炎、脚气、头痛、眩晕、坐骨神经痛、股外侧皮神经炎、小儿麻痹后遗症等病症。

中渎 Zhōngdú

定 位 在股外侧，腘横纹上7寸，髂胫束后缘。

操 作 直刺1.0~2.0寸。

功能主治 疏通经络，祛风散寒。适用于下肢麻痹、坐骨神经痛、膝关节炎、腓肠肌痉挛等病症。

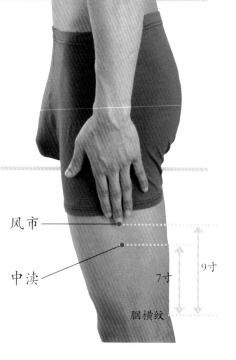

膝阳关 Xīyángguān

定 位 在膝外侧，股骨外上髁后上缘，股二头肌腱与髂胫束之间的凹陷中。

操 作 直刺1.0~1.5寸。

功能主治 疏利关节，祛风化湿。适用于膝关节炎、下肢瘫痪、膝关节及周围软组织损伤、脚气、坐骨神经痛等病症。

阳陵泉 Yánglíngquán

定 位 在小腿外侧，腓骨头前下方凹陷中。

操 作 直刺1.0~1.5寸。

功能主治 疏肝利胆，强健腰膝。适用于膝关节炎及周围软组织损伤、下肢瘫痪、踝扭伤、肩周炎、落枕、腰扭伤、肝炎、胆结石、小儿惊风等病症。

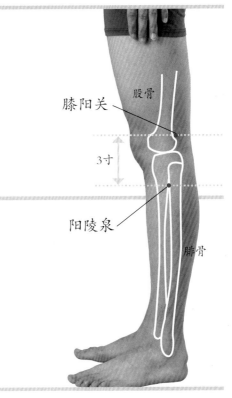

阳交 Yángjiāo

定 位 在小腿外侧，外踝尖上7寸，腓骨后缘。（外踝尖与腘横纹外侧端连线中点下1寸，外丘后）

操 作 直刺0.5~0.8寸。

功能主治 疏肝理气，安神定志。适用于腓浅神经疼痛或麻痹、坐骨神经痛、咽喉肿痛、癫痫、抽搐等病症。

外丘 Wàiqiū

定 位 在小腿外侧，外踝尖上7寸，腓骨前缘。（外踝尖与腘横纹外侧端连线中点下1寸，阳交前）

操 作 直刺0.5~0.8寸。

功能主治 疏肝理气，通络安神。适用于头项强痛、胸胁胀满、坐骨神经痛、腓肠肌痉挛、下肢麻痹、癫痫、踝关节周围软组织疾病等病症。

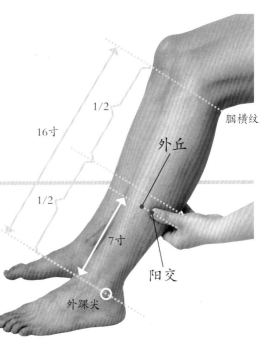

光明 Guāngmíng

定 位 在小腿外侧，外踝尖上5寸，腓骨前缘。

操 作 直刺0.5~0.8寸。

功能主治 疏肝明目，活络消肿。适用于睑缘炎、屈光不正、夜盲、视神经萎缩、偏头痛、膝关节炎、腰扭伤、乳房胀痛、缺乳等病症。

阳辅 Yángfǔ

定 位 在小腿外侧，外踝尖上4寸，腓骨前缘。

操 作 直刺0.5~0.8寸。

功能主治 清热散风，疏通经络。适用于半身不遂、下肢麻痹、膝关节炎、腰痛、偏头痛、坐骨神经痛、颈淋巴结结核、扁桃体炎等病症。

悬钟 Xuánzhōng

定 位 在小腿外侧，外踝尖上3寸，腓骨前缘。

操 作 直刺0.5~0.8寸。

功能主治 平肝息风，舒肝益肾。适用于半身不遂、下肢痿痹、踝关节及周围软组织疾病、腰扭伤、落枕、头痛、腹胀、便秘等病症。

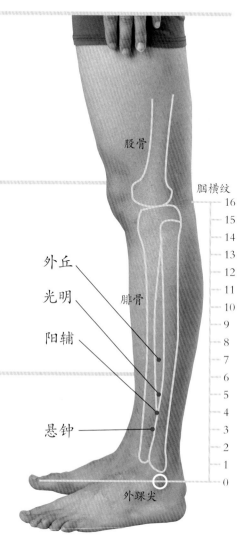

股骨
腘横纹
16 15 14 13 12 11 10 9 8 7 6 5 4 3 2 1 0
外丘
光明
阳辅
腓骨
悬钟
外踝尖

丘墟 Qiūxū

定 位 在踝前外侧，外踝的前下方，趾长伸肌腱的外侧凹陷中。

操 作 直刺0.5~0.8寸。

功能主治 健脾利湿，泄热退黄，舒筋活络。适用于踝关节及周围软组织疾病、腓肠肌痉挛、坐骨神经痛、肋间神经痛、胆囊炎等病症。

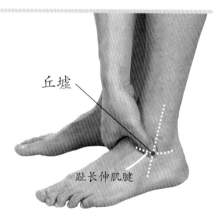

丘墟
趾长伸肌腱

足临泣 Zúlínqì

（定 位）在足背，第4、5跖骨底结合部的前方，第5趾长伸肌腱外侧凹陷中。

（操 作）直刺0.3~0.5寸。

（功能主治）平肝息风，化痰消肿。适用于头痛、眩晕、月经不调、胎位不正、乳腺炎、中风瘫痪、足跟痛、间歇热等病症。

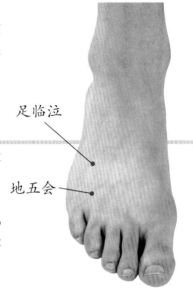

足临泣

地五会

地五会 Dìwǔhuì

（定 位）在足背，第4、5跖骨间，第4跖趾关节近端凹陷中。

（操 作）直刺0.3~0.5寸。

（功能主治）疏肝消肿，通经活络。适用于结膜炎、乳腺炎、腰肌劳损、足扭伤、足背红肿、腋下淋巴结炎等病症。

侠溪 Xiáxī

（定 位）在足背，第4、5趾间，趾蹼缘后方赤白肉际处。

（操 作）直刺0.3~0.5寸。

（功能主治）平肝息风，消肿止痛。适用于下肢麻痹、坐骨神经痛、肋间神经痛、偏头痛、卒中、高血压、耳鸣、乳腺炎等病症。

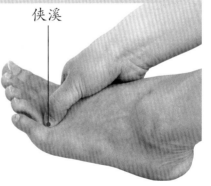

侠溪

足窍阴 Zúqiàoyīn

（定 位）在足趾，第4趾末节外侧，趾甲根角侧后方0.1寸。

（操 作）直刺0.1~0.2寸；或点刺出血。

（功能主治）疏肝解郁，通经活络。适用于神经性头痛、神经衰弱、足踝肿痛、耳聋、耳鸣、哮喘、胸膜炎等病症。

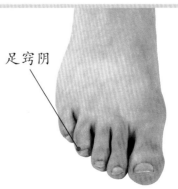

足窍阴

足厥阴肝经

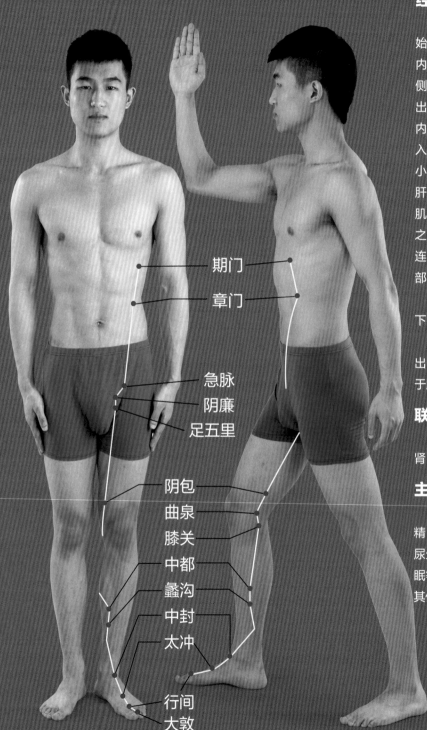

期门
章门
急脉
阴廉
足五里
阴包
曲泉
膝关
中都
蠡沟
中封
太冲
行间
大敦

经脉循行

从大趾背毫毛部开始，沿着足背向上，在距内踝1寸处，上行小腿内侧，在离内踝8寸处，交出足太阴脾经之后，上膝内侧，沿着大腿内侧，进入阴毛中，环绕阴部，至小腹，夹胃旁边，属于肝，络于胆。向上通过膈肌，分布胁肋部，沿喉咙之后，向上进入鼻咽部，连接目系，上行出于额部，与督脉交会于头顶。

第一条支脉：从目系下向面颊，环绕唇内。

第二条支脉：从肝分出，通过膈肌，向上流注于肺，接手太阴肺经。

联络脏腑器官

肝、胆、肺、胃、肾、脑。

主治病症

月经不调、带下、遗精、遗尿、小便不利等泌尿生殖系疾病；痫证、失眠等神志病；经脉所过处其他不适，如胁痛。

大敦 Dàdūn

定　位 在足趾，大趾末节外侧，趾甲根角侧后方0.1寸。

操　作 浅刺0.3~0.5寸；或点刺出血。

功能主治 回阳救逆，调经通淋。适用于疝气、少腹痛、睾丸炎、阴茎痛、遗尿、尿潴留、月经不调、子宫脱垂、癫痫等病症。

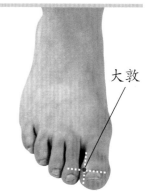

大敦

行间 Xíngjiān

定　位 在足背，第1、2趾间，趾蹼缘后方赤白肉际处。

操　作 直刺0.5~0.8寸。

功能主治 平肝疏肝。适用于阴茎痛、疝气、遗尿、尿潴留、月经不调、痛经、神经衰弱、消化不良、便秘、胃脘胀痛等病症。

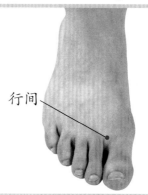

行间

太冲 Tàichōng

定　位 在足背，第1、2跖骨间，跖骨底结合部前方凹陷中，或触及动脉搏动（从第1、2跖骨间向后推移至底部的凹陷中取穴）。

操　作 直刺0.5~0.8寸。

功能主治 泻热，清利下焦。适用于高血压、头痛头晕、失眠多梦、月经不调、黄疸、胁痛、腹痛腹胀、咽痛喉痹等病症。

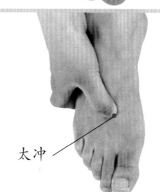

太冲

中封 Zhōngfēng

定　位 在踝前内侧，足内踝前，胫骨前肌肌腱的内侧缘凹陷中（在商丘与解溪中间）。

操　作 直刺0.5~0.8寸。

功能主治 清肝胆湿热，疏肝理气。适用于遗精、尿闭、阴茎痛、尿路感染、疝气、腹痛、黄疸、足冷痛、踝关节扭伤等病症。

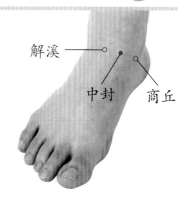

解溪

中封　　商丘

蠡沟 Lígōu

定 位 在小腿前内侧，内踝尖上5寸，髌尖与内踝尖连线的上2/3与下1/3交点，胫骨内侧面的中央，横平筑宾。

操 作 平刺0.5~0.8寸。

功能主治 疏肝理气，调经止带。适用于疝气、睾丸肿痛、小便不利、遗尿、月经不调、子宫内膜炎、白带异常、脊髓炎、心动过速、外阴瘙痒等病症。

中都 Zhōngdū

定 位 在小腿前内侧，内踝尖上7寸，髌尖与内踝尖连线中点下0.5寸，胫骨内侧面的中央。

操 作 平刺0.5~0.8寸。

功能主治 疏肝理气，调经止血。适用于疝气、腹胀腹痛、崩漏、痢疾、肠炎、膝关节炎症、足软无力等病症。

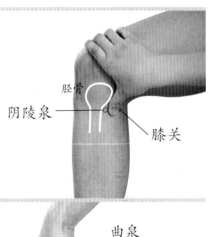

膝关 Xīguān

定 位 在小腿内侧，胫骨内侧髁的下方，阴陵泉后1寸。

操 作 直刺0.8~1.0寸。

功能主治 散风祛湿，疏通关节。适用于痛风、髌骨软化症、风湿及类风湿性关节炎等病症。

曲泉 Qūquán

定 位 在膝内侧，腘横纹内侧端，半腱肌肌腱内缘凹陷中（屈膝，在腘横纹内侧端最明显的肌腱内侧凹陷中取穴）。

操 作 直刺0.8~1.0寸。

功能主治 清利湿热，通调下焦。适用于前列腺炎、遗精、阳痿、月经不调、痛经、子宫脱垂、膝关节肿痛、下肢痿痹等病症。

阴包 Yīnbāo

定 位 在股内侧，髌底上4寸，股薄肌与缝匠肌之间（下肢稍屈并外展，略提起，露出明显的缝匠肌，在其后缘处取穴）。

操 作 直刺0.8~1.0寸。

功能主治 调经止痛，利尿通淋。适用于月经不调、盆腔炎、遗尿、小便不利、腰骶痛等病症。

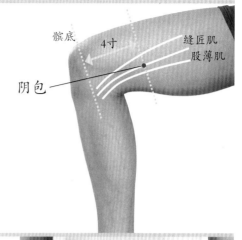

足五里 Zúwǔlǐ

定 位 在股内侧，气冲直下3寸，动脉搏动处。

操 作 直刺0.5~0.8寸。

功能主治 疏肝理气，清热化湿。适用于阴囊湿疹、睾丸肿痛、尿潴留、遗尿、股内侧痛、少腹胀满疼痛、倦怠、胸闷气短等病症。

阴廉 Yīnlián

定 位 在股内侧，气冲直下2寸（稍屈髋，屈膝外展，大腿抗阻力内收时露出长收肌，在其外缘取穴）。

操 作 直刺0.8~1.0寸。

功能主治 调经止带，通利下焦。适用于月经不调、赤白带下、阴部瘙痒、少腹疼痛等病症。

急脉 Jímài

定 位 在腹股沟，横平耻骨联合上缘，前正中线旁开2.5寸。

操 作 避开动脉，直刺0.5~1.0寸。

功能主治 疏肝利胆，调畅下焦。适用于子宫脱垂、疝气、阴部肿痛等病症。

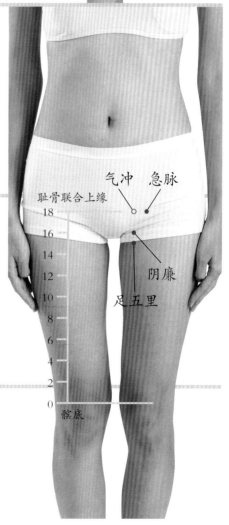

章门 Zhāngmén

定位 在侧腹部，在第11肋游离端的下际（侧卧举臂，屈上足伸下足，先确认第12肋游离端，再沿着肋弓缘向前触摸到的浮肋即第11肋游离端，在其下际取穴）。

操作 直刺0.8~1.0寸。

功能主治 疏肝健脾，理气散结，清利湿热。适用于消化不良、腹痛腹胀、肠炎、泄泻、肝炎黄疸、小儿疳积、腹膜炎、烦热气短等病症。

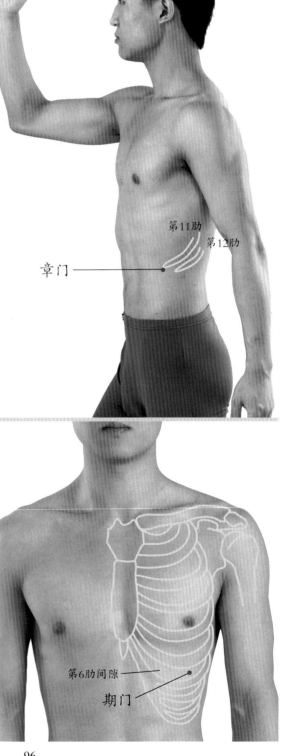

第11肋

第12肋

章门

期门 Qīmén

定位 在前胸部，第6肋间隙，前正中线旁开4寸（女性在锁骨中线与第6肋间隙交点处）。

操作 斜刺0.5~0.8寸。

功能主治 健脾疏肝，理气活血。适用于肝炎、肝大、胆囊炎、心绞痛、遗尿、肋间神经痛、呕吐、肠炎、乳腺炎、高血压等病症。

第6肋间隙

期门

督脉

经脉循行

起于小腹内，下出于会阴，向后至尾骶部的长强穴。沿脊柱的内部上行，达项后风府，进入脑内，再沿头正中线上行巅顶，沿前额下行鼻柱，经素髎、水沟，交会手足阳明，至上齿正中龈交穴，交会任脉、足阳明。

联络脏腑器官

肾、心、生殖器、脊髓、脑、鼻、咽喉、口唇、眼。

主治病症

头痛、目眩、目痛、鼻出血、咽喉肿痛、口眼㖞斜等头面五官病症；健忘、惊悸、昏厥、失眠等神志病；月经不调、遗精、阳痿、遗尿、小便不利等泌尿生殖系疾病；腰脊痛等。

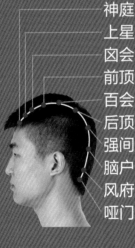

- 神庭
- 上星
- 囟会
- 前顶
- 百会
- 后顶
- 强间
- 脑户
- 风府
- 哑门

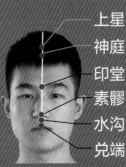

- 上星
- 神庭
- 印堂
- 素髎
- 水沟
- 兑端

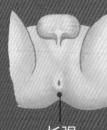

龈交

长强

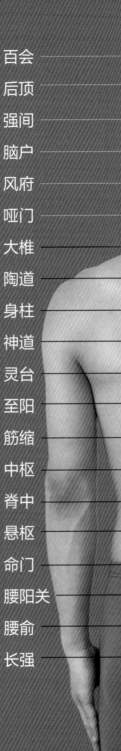

- 百会
- 后顶
- 强间
- 脑户
- 风府
- 哑门
- 大椎
- 陶道
- 身柱
- 神道
- 灵台
- 至阳
- 筋缩
- 中枢
- 脊中
- 悬枢
- 命门
- 腰阳关
- 腰俞
- 长强

长强 Chángqiáng

定 位 在会阴部，尾骨下方，尾骨端与肛门连线的中点处。

操 作 紧靠尾骨前面与骶骨平行刺入0.8~1.0寸；不宜直刺，以免伤及直肠。

功能主治 解痉止痛，清热通便。适用于痔疮、便血、便秘、阴部湿痒、尾骨痛、癫痫等病症。

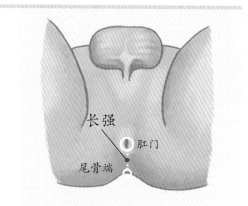

长强

肛门

尾骨端

腰俞 Yāoshù

定 位 在骶部，正对骶管裂孔（臀裂正上方的小凹陷处即是），后正中线上。

操 作 向上斜刺0.5~1.0寸。

功能主治 调经清热，散寒除湿。适用于腰脊疼痛、脱肛、便秘、尿血、月经不调、足冷麻木、下肢痿痹、腰骶神经痛、过敏性结肠炎、痔疮等病症。

腰阳关 Yāoyángguān

定 位 在腰部，第4腰椎棘突下凹陷中，后正中线上。

操 作 直刺0.5~1.0寸。

功能主治 祛寒除湿，舒筋活络。适用于腰骶疼痛、下肢痿痹、类风湿病、小儿麻痹、盆腔炎、月经不调等病症。

命门 Mìngmén

定 位 在腰部，第2腰椎棘突下凹陷中，后正中线上。

操 作 直刺0.5~1.0寸；多用灸法。

功能主治 补肾壮阳。适用于虚损腰痛、遗尿、泄泻、遗精、阳痿、早泄、赤白带下、月经不调、习惯性流产、汗不出、胃下垂等病症。

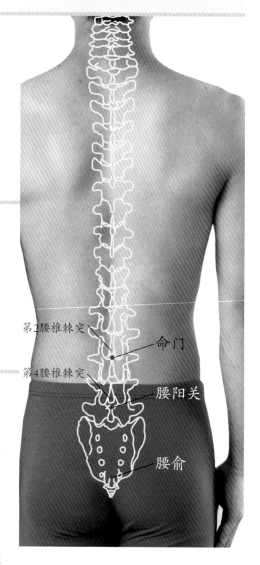

第2腰椎棘突

命门

第4腰椎棘突

腰阳关

腰俞

悬枢 Xuánshū

定位 在腰部，第1腰椎棘突下凹陷中，后正中线上。

操作 直刺0.5~1.0寸。

功能主治 助阳健脾，通调肠气。适用于腰脊强痛、肠鸣腹痛、泄泻、肠炎等病症。

脊中 Jǐzhōng

定位 在背部，第11胸椎棘突下凹陷中，后正中线上。

操作 向上斜刺0.5~1.0寸。

功能主治 健脾利湿，宁神镇静。适用于腰脊强痛、泄泻、小儿疳积、黄疸、癫痫等病症。

中枢 Zhōngshū

定位 在背部，第10胸椎棘突下凹陷中，后正中线上。

操作 向上斜刺0.5~1.0寸。

功能主治 健脾利湿，清热止痛。适用于腰背疼痛、胃痛、呕吐、腹满、食欲缺乏、黄疸、感冒等病症。

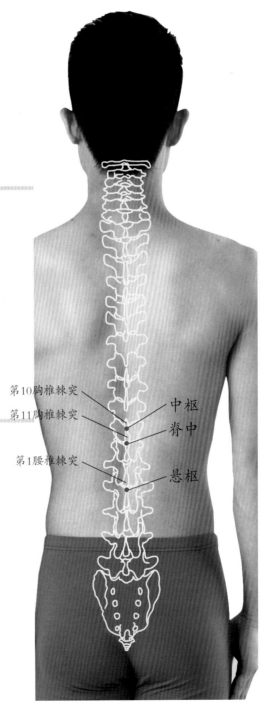

第10胸椎棘突
第11胸椎棘突
第1腰椎棘突
中枢
脊中
悬枢

筋缩 Jīnsuō

定位 在背部，第9胸椎棘突下凹陷中，后正中线上。

操作 向上斜刺0.5~1.0寸。

功能主治 平肝息风，宁神镇痉。适用于脊背强急、腰背疼痛、癫痫、小儿惊风、胃痉挛、胃炎等病症。

至阳 Zhìyáng

定位 在背部，第7胸椎棘突下凹陷中，后正中线上（坐位时，宜抱肘展肩取穴）。

操作 向上斜刺0.5~1.0寸。

功能主治 利胆退黄，宽胸利膈。适用于胸胁胀痛、脊强、腰背疼痛、黄疸、胆囊炎、胃肠炎、咳嗽、气喘等病症。

灵台 Língtái

定位 在背部，第6胸椎棘突下凹陷中，后正中线上。

操作 向上斜刺0.5~1.0寸。

功能主治 清热化湿，止咳定喘。适用于气喘、咳嗽、背痛、项强、疔疮、疟疾、胃炎等病症。

神道 Shéndào

定位 在背部，第5胸椎棘突下凹陷中，后正中线上。

操作 向上斜刺0.5~1.0寸。

功能主治 宁心安神，清热平喘。适用于感冒、头痛、疟疾、心悸、肩背痛、咳喘、健忘等病症。

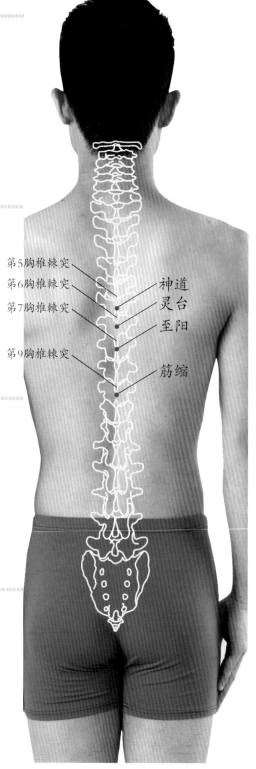

第5胸椎棘突
第6胸椎棘突
第7胸椎棘突
第9胸椎棘突

神道
灵台
至阳
筋缩

身柱 Shēnzhù

定位 在背部，第3胸椎棘突下凹陷中，后正中线上。

操作 向上斜刺0.5~1.0寸。

功能主治 宣肺清热，宁神镇咳。适用于腰脊强痛、咳嗽、支气管哮喘、神经衰弱、小儿惊风、厌食、消化不良、癔病等病症。

陶道 Táodào

定位 在背部，第1胸椎棘突下凹陷中，后正中线上。

操作 向上斜刺0.5~1.0寸。

功能主治 解表清热。适用于脊项强急、头痛、恶寒发热、气喘、潮热、疟疾、感冒、癔病、颈椎病等病症。

大椎 Dàzhuī

定位 在颈后部，第7颈椎棘突下凹陷中，后正中线上。

操作 向上斜刺0.5~1.0寸。

功能主治 清热息风，止咳平喘。适用于颈项强痛、咳嗽喘急、发热、疟疾、风疹、小儿惊风、黄疸等病症。

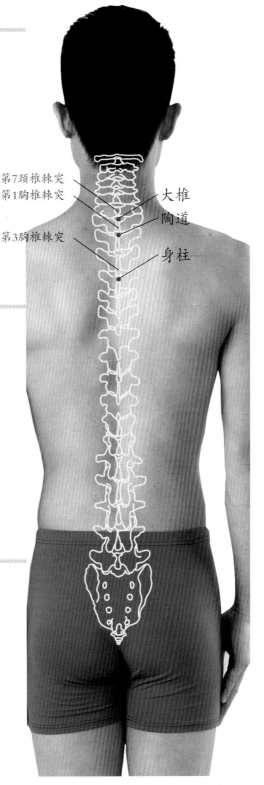

第7颈椎棘突
第1胸椎棘突
第3胸椎棘突
大椎
陶道
身柱

哑门 Yǎmén

定　位 在颈后部，第2颈椎棘突上际凹陷中，后正中线上（可先定风府，再于其下0.5寸处取本穴）。

操　作 正坐位，头微前倾，项部放松，向下颌方向缓慢刺入0.5~1.0寸；不可向上深刺，以免刺入枕骨大孔，伤及延髓。

功能主治 疏风通络，醒脑开窍。适用于舌强不语、颈项强急、脊强反折、癫痫、脑性瘫痪等病症。

风府 Fēngfǔ

定　位 在颈后部，枕外隆凸直下，两侧斜方肌之间凹陷中（正坐，头稍仰，使项部斜方肌松弛，从项后发际正中上推至枕骨而止即是本穴）。

操　作 正坐位，头微前倾，项部放松，向下颌方向缓慢刺入0.5~1.0寸；不可向上深刺，以免刺入枕骨大孔，伤及延髓。

功能主治 疏风解表，通关开窍。适用于咽喉肿痛、失音、头痛、眩晕、颈项强痛、中风、神经性头痛、感冒、癔病等病症。

脑户 Nǎohù

定　位 在头部，后正中线与枕外隆凸的上缘交点处的凹陷中。

操　作 平刺0.5~0.8寸。

功能主治 醒神开窍，平肝息风。适用于头痛、面赤、目黄、眩晕、甲状腺肿大、视神经炎等病症。

强间 Qiángjiān

定　位 在头部，后发际正中直上4寸。

操　作 平刺0.5~0.8寸。

功能主治 醒神宁心，平肝息风。适用于头痛、目眩、颈项强直、心烦、心悸、失眠、脑膜炎、神经性头痛、血管性头痛、癔病等病症。

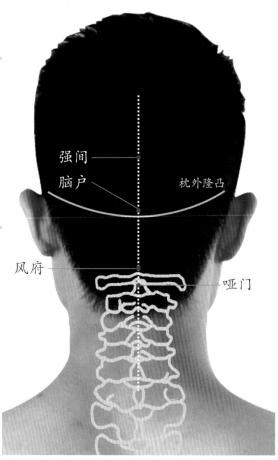

强间
脑户
枕外隆凸
风府
哑门

后顶 Hòudǐng

定　位 在头部，后发际正中直上5.5寸（百会向后1.5寸处）。

操　作 平刺0.5~0.8寸。

功能主治 醒神安神，息风止痉。适用于头痛、项强、眩晕、偏头痛、癫痫、神经性头痛、精神分裂症等病症。

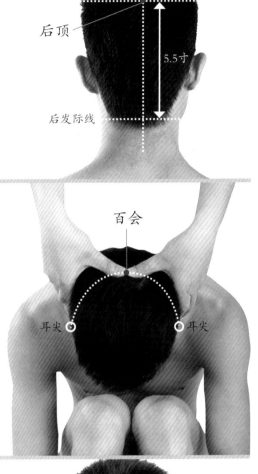

百会 Bǎihuì

定　位 在头部，前发际正中直上5寸（在前、后发际正中连线的中点向前1寸凹陷中。或折耳，两耳尖向上连线的中点）。

操　作 平刺0.5~0.8寸，升阳举陷多用灸法。

功能主治 息风醒脑，升阳固脱。适用于眩晕、健忘、头痛、头胀、耳鸣、鼻塞、脱肛、泄泻、子宫脱垂、脱肛、中风、癫痫、癔病、高血压等病症。

前顶 Qiándǐng

定　位 在头部，前发际正中直上3.5寸。

操　作 平刺0.5~0.8寸。

功能主治 息风醒脑，宁神镇静。适用于头晕、目眩、头顶痛、鼻炎、水肿、小儿惊风、高血压、脑血管病后遗症等病症。

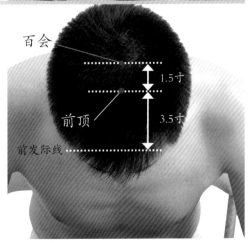

囟会 Xìnhuì

定　位 在头部，前发际正中直上2寸。

操　作 平刺0.5~0.8寸；小儿囟门未闭者禁针。

功能主治 安神醒脑，清热消肿。适用于头晕目眩、头皮肿痛、面赤肿痛、鼻窦炎、过敏性鼻炎、鼻息肉、惊悸、嗜睡、高血压、神经症等病症。

上星 Shàngxīng

定　位 在头部，前发际正中直上1寸。

操　作 平刺0.5~0.8寸。

功能主治 息风清热，宁神通鼻。适用于眩晕、头痛、目赤肿痛、迎风流泪、鼻窦炎、过敏性鼻炎、鼻息肉、热病汗不出、额窦炎、角膜白斑等病症。

神庭 Shéntíng

定　位 在头部，前发际正中直上0.5寸。

操　作 平刺0.5~0.8寸。

功能主治 宁神醒脑，降逆平喘。适用于头痛、眩晕、鼻窦炎、过敏性鼻炎、鼻出血、呕吐、惊悸、失眠等病症。

印堂 Yìntáng

定　位 在头部，两眉毛内侧端中间的凹陷中（左右攒竹连线的中点）。

操　作 向下或向上平刺；或向左右斜刺0.5~1.0寸；或三棱针点刺出血。

功能主治 清脑明目，通鼻开窍。多用于头痛、失眠、高血压、鼻塞、鼻炎、鼻出血、小儿惊风等病症。

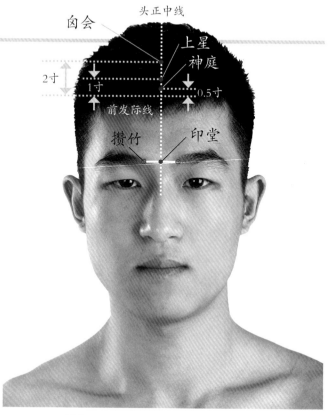

素髎 Sùliáo

定　位 在面部，鼻尖的正中央。

操　作 向上斜刺0.3~0.5寸；或点刺出血。

功能主治 清热消肿，通利鼻窍。适用于鼻塞、过敏性鼻炎、酒渣鼻、惊厥、昏迷、鼻息肉等病症。

水沟 Shuǐgōu

定　位 在面部，人中沟的上1/3与中1/3交点处。

操　作 向上斜刺0.3~0.5寸，强刺激；或指甲掐按。一般不灸。

功能主治 镇惊安神，强腰止痛。适用于休克、晕厥、中风、癫痫、低血压、水肿、糖尿病、急性腰扭伤等病症。

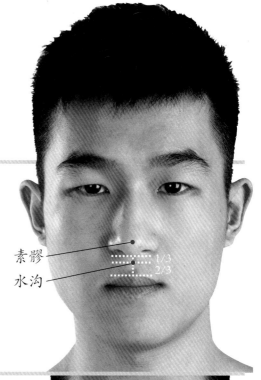

素髎　1/3　2/3　水沟

兑端 Duìduān

定　位 在面部，上唇结节的中点。

操　作 向上斜刺0.2~0.3寸；一般不灸。

功能主治 消肿止痛，祛风通络，开窍醒神。适用于昏迷、晕厥、消渴、口疮臭秽、牙痛、口噤、鼻塞等病症。

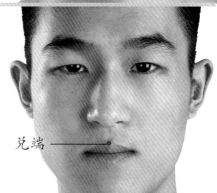

兑端

龈交 Yínjiāo

定　位 在上唇内，上唇系带与上牙龈的交点。

操　作 向上斜刺0.2~0.3寸；或点刺出血；不灸。

功能主治 醒神开窍，清热息风。适用于唇肿、牙痛、鼻塞、鼻息肉、颈项强直、晕厥、抽搐等病症。

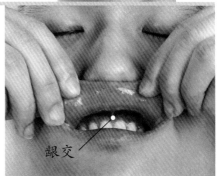

龈交

任脉

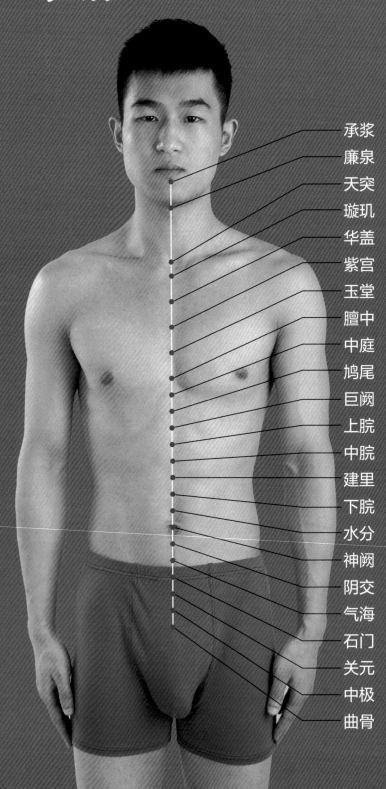

承浆
廉泉
天突
璇玑
华盖
紫宫
玉堂
膻中
中庭
鸠尾
巨阙
上脘
中脘
建里
下脘
水分
神阙
阴交
气海
石门
关元
中极
曲骨

经脉循行

　　起于小腹内，下出会阴，经阴阜，沿腹部和胸部正中线上行，经过咽喉，到达下唇内，环绕口唇，上至龈交穴，与督脉相会，并向上分行至两目下。

联络脏腑器官

　　胞中，咽喉，口唇，目。

主治病症

　　月经不调、遗精、阳痿、遗尿、疝气、盆腔肿块等泌尿生殖系统疾病；脘腹疼痛、肠鸣、呕吐、腹泻等胃肠道疾病；咳喘、咽喉肿痛、乳汁少等。

会阴

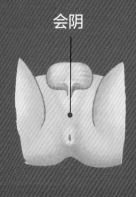

会阴 Huìyīn

定 位 在会阴部，男性在阴囊根部与肛门连线的中点，女性在大阴唇后联合与肛门连线的中点（胸膝位或侧卧位，在前后二阴中间）。

操 作 直刺0.5~1.0寸；孕妇慎用。

功能主治 清利湿热，通调二阴。适用于惊痫、小便难、遗尿、阴痛、阴痒、阴部汗湿、脱肛、子宫脱垂、疝气、痔疮、遗精、月经不调等病症。

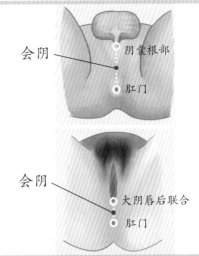

会阴 — 阴囊根部 — 肛门

会阴 — 大阴唇后联合 — 肛门

曲骨 Qūgǔ

定 位 在下腹部，耻骨联合上缘，前正中线上。

操 作 直刺0.5~1.0寸，排空小便后进针；孕妇禁针。

功能主治 温补肾阳，调经止带。适用于少腹胀满、小便淋沥、遗尿、疝气、遗精、阳痿、阴囊湿痒、月经不调、赤白带下、痛经等病症。

中极 Zhōngjí

定 位 在下腹部，脐中下4寸，前正中线上。

操 作 直刺1.0~1.5寸，排空小便后进针；孕妇禁针。

功能主治 益肾兴阳，通经止带。适用于带下、阳痿、遗精、月经不调、痛经、崩漏、产后恶露不下、疝气、积聚疼痛等病症。

关元 Guānyuán

定 位 在下腹部，脐中下3寸，前正中线上。

操 作 直刺1.0~1.5寸，排空小便后进针；孕妇慎用。

功能主治 温阳补肾，固本培元。适用于遗尿、尿血、尿频、尿潴留、尿道痛、月经不调、痛经、闭经、崩漏、带下、子宫脱垂、产后恶露不净、不孕症、遗精、阳痿、疝气、小腹痛等病症。

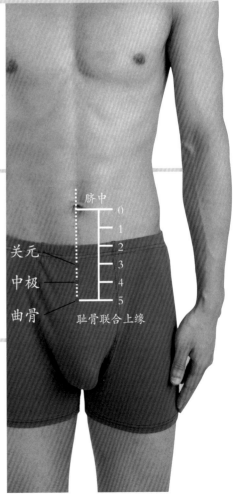

脐中 0 1 2 3 4 5

关元 中极 曲骨 耻骨联合上缘

石门 Shímén

定 位 在下腹部，脐中下2寸，前正中线上。

操 作 直刺1.0~1.5寸；孕妇慎用。

功能主治 化湿利水。适用于小便不利、小腹绞痛、产后恶露不净、阴缩入腹、水肿等病症。

气海 Qihǎi

定 位 在下腹部，脐中下1.5寸，前正中线上。

操 作 直刺1.0~1.5寸；孕妇慎用。

功能主治 补元气，化湿浊。适用于下腹疼痛、大便不通、泄痢不止、遗尿、小便不利、阳痿、遗精、滑精、闭经、月经不调、带下、子宫脱垂、脘腹胀满、疝气、肠炎等病症。

阴交 Yīnjiāo

定 位 在下腹部，脐中下1寸，前正中线上。

操 作 直刺1.0~1.5寸；孕妇慎用。

功能主治 补肾化湿热。适用于腹痛、泄泻、疝气、水肿、月经不调、带下、不孕、恶露不净、子宫内膜炎等病症。

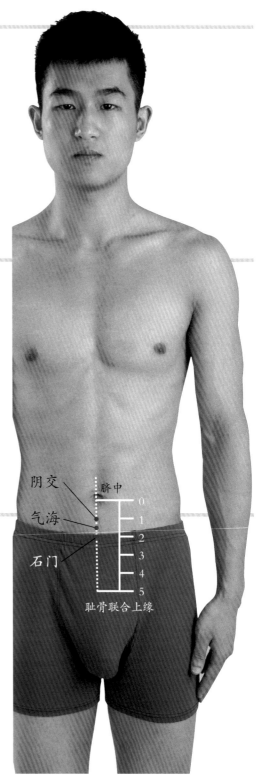

阴交
气海
石门
脐中
耻骨联合上缘

神阙 Shénquè

定 位 在上腹部，脐中央。

操 作 禁刺；多用艾炷隔盐灸法或中药外敷。

功能主治 调中化湿，理气利水。适用于泄痢、绕脐腹痛、脱肛、尿路感染、水肿、产后尿潴留等病症。

水分 Shuǐfēn

定 位 在上腹部，脐中上1寸，前正中线上。

操 作 直刺1.0~1.5寸；水病多用灸法。

功能主治 利水通淋，理气止痛。适用于腹坚肿如鼓、绕脐痛冲心、肠鸣、肠胃虚胀、反胃、泄泻、水肿、小便不利等病症。

下脘 Xiàwǎn

定 位 在上腹部，脐中上2寸，前正中线上。

操 作 直刺1.0~1.5寸。

功能主治 调中焦，健脾化湿。适用于腹坚硬胀、食谷不化、痞块连脐上、呕逆、泄泻、水肿、食欲缺乏等病症。

建里 Jiànlǐ

定 位 在上腹部，脐中上3寸，前正中线上。

操 作 直刺1.0~1.5寸。

功能主治 健脾和胃，止痛降逆。适用于胃痛、腹胀、呕吐、厌食、胃扩张、胃下垂、胃溃疡、腹肌痉挛等病症。

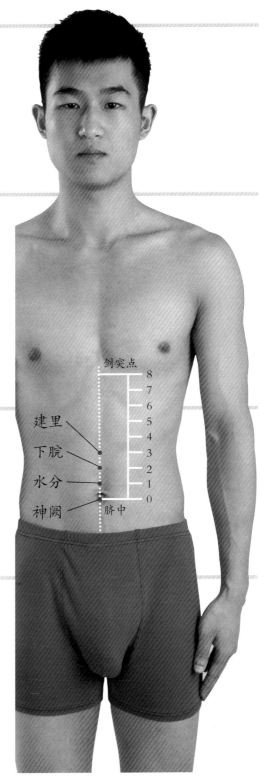

剑突点
8
7
6
5
4
3
2
1
0

建里
下脘
水分
神阙
脐中

中脘 Zhōngwǎn

定　位 在上腹部，脐中上4寸，前正中线上。

操　作 直刺1.0~1.5寸。

功能主治 健脾化湿，和胃降逆止痛。适用于腹痛、腹胀、呕吐、反胃、消化不良、肠鸣、泄泻、胃炎、胃溃疡、胃痉挛等病症。

上脘 Shàngwǎn

定　位 在上腹部，脐中上5寸，前正中线上（剑突尖与脐中连线的中点）。

操　作 直刺1.0~1.5寸。

功能主治 温胃降逆止呕，健脾化湿。适用于反胃、呕吐、消化不良、胃痛、腹胀、腹痛、咳嗽痰多、癫痫、黄疸等病症。

巨阙 Jùquè

定　位 在上腹部，脐中上6寸，前正中线上。

操　作 直刺0.3~0.6寸；不可深刺，以免伤及肝脏。

功能主治 和胃降逆止呕，理气止痛。适用于胃痛、反胃、胸痛、吐逆不食、腹胀、惊悸、咳嗽、黄疸、健忘、心绞痛、支气管炎、胸膜炎等病症。

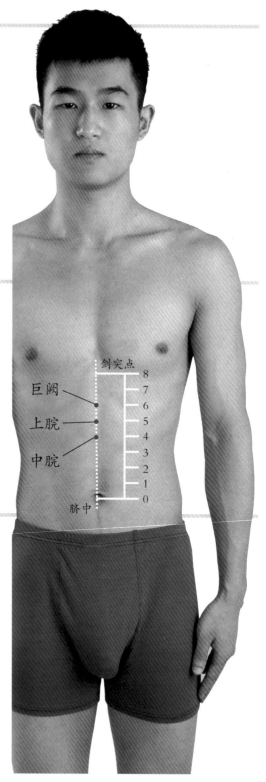

鸠尾 Jiūwěi

定 位 在上腹部，剑突尖下1寸，前正中线上。

操 作 直刺0.3~0.6寸。

功能主治 宁心安神，宽胸平喘。适用于胸闷咳嗽、心悸、胸痛、呕吐、惊狂、癫痫、肋间神经痛、胃炎、支气管炎等病症。

中庭 Zhōngtíng

定 位 在前胸部，剑突尖所在处，前正中线上。

操 作 平刺0.3~0.5寸。

功能主治 宽胸消胀，降逆止呕。适用于胸胁支满、呕吐、小儿吐乳、食管炎、食管狭窄、贲门痉挛等病症。

膻中 Dànzhōng

定 位 在前胸部，横平第4肋间隙,前正中线上。

操 作 平刺0.3~0.5寸。

功能主治 理气止痛。适用于胸闷、心痛、气短、咳喘、呃逆、呕吐、产后缺乳、乳腺炎、食管狭窄等病症。

玉堂 Yùtáng

定 位 在前胸部，横平第3肋间隙，前正中线上。

操 作 平刺0.3~0.5寸。

功能主治 宽胸止痛，止咳平喘。适用于胸部疼痛、咳嗽、气短、心烦、胸闷、呕吐、支气管炎等病症。

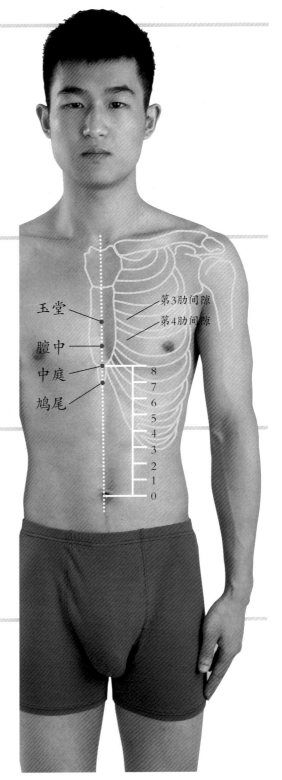

玉堂　　第3肋间隙
膻中　　第4肋间隙
中庭
鸠尾

紫宫 Zǐgōng

定 位 在前胸部，横平第2肋间隙，前正中线上。

操 作 平刺0.3~0.5寸。

功能主治 宽胸理气，止咳平喘。适用于胸胁支满、胸部疼痛、咳嗽、吐血、呕吐、饮食不下、支气管炎、胸膜炎、肺结核等病症。

华盖 Huágài

定 位 在前胸部，横平第1肋间隙，前正中线上。

操 作 平刺0.3~0.5寸。

功能主治 宽胸利肺，止咳平喘。适用于咳嗽、气喘、胸痛、支气管哮喘、支气管炎、胸膜炎等病症。

璇玑 Xuánjī

定 位 在前胸部，胸骨上窝下1寸，前正中线上（天突下1寸）。

操 作 平刺0.3~0.5寸。

功能主治 宽胸止咳，清咽利喉。适用于喉痹咽肿、咳嗽、气喘、胸胁胀满、扁桃体炎、喉炎、气管炎、胸膜炎等病症。

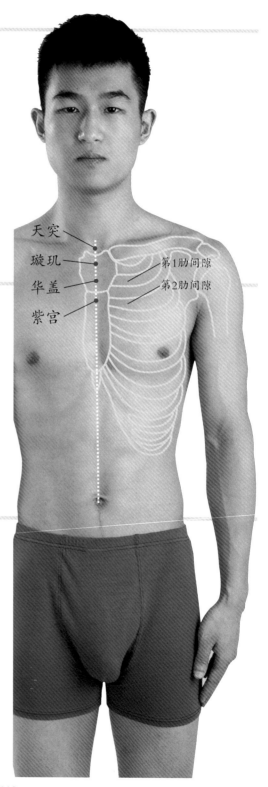

天突
璇玑
华盖
紫宫
第1肋间隙
第2肋间隙

天突 Tiāntū

定位 在颈前部，胸骨上窝中央，前正中线上（两侧锁骨中间凹陷中）。

操作 先直刺0.2寸，然后将针尖转向下方，紧靠胸骨后方刺入0.5~1.0寸。

功能主治 宣通肺气，化痰止咳。适用于哮喘、咳嗽、咯血、胸痛、咽喉肿痛、失音、甲状腺肿大、食管狭窄等病症。

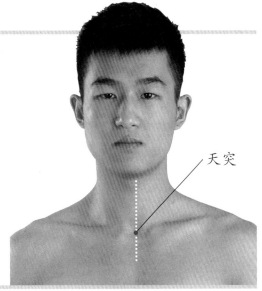

天突

廉泉 Liánquán

定位 在颈前部，甲状软骨上缘(约相当于喉结处)上方，舌骨上缘凹陷中，前正中线上。

操作 向舌根斜刺0.5~0.8寸。

功能主治 利喉舒舌，消肿止痛。适用于舌下肿痛、舌根缩急、口舌生疮、中风失语、吞咽困难等病症。

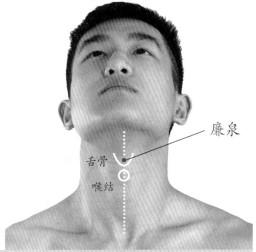

舌骨

喉结

廉泉

承浆 Chéngjiāng

定位 在面部，颏唇沟的正中凹陷处。

操作 斜刺0.3~0.5寸。

功能主治 生津敛液，舒筋活络。适用于口眼㖞斜、唇紧、牙痛、流涎、口舌生疮、面肿、癫痫、糖尿病等病症。

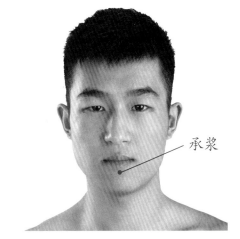

承浆

经外奇穴

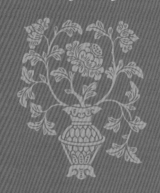

头颈部奇穴

四神聪 Sìshéncōng

定 位 在头部，百会前后左右各旁开1寸，共4穴。

操 作 平刺0.5~0.8寸。

功能主治 头痛，眩晕，失眠，健忘，癫痫等。

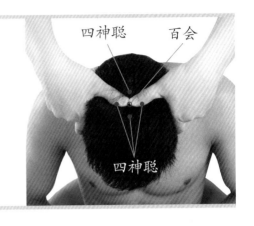

当阳 Dāngyáng

定 位 在头部，瞳孔直上，前发际上1寸（头临泣直上0.5寸，横平上星）。

操 作 平刺0.5~0.8寸。

功能主治 神经性头痛，眩晕，目赤肿痛，鼻炎等。

鱼腰 Yúyāo

定 位 在头部，瞳孔直上，眉毛中。

操 作 平刺0.3~0.5寸。

功能主治 目赤肿痛，眼睑下垂，近视，急性结膜炎，面神经麻痹，三叉神经痛等。

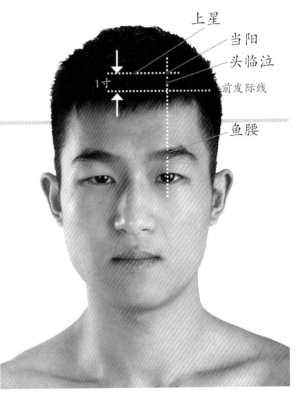

太阳 Tàiyáng

定 位 在头部，眉梢与目外眦之间,向后约一横指(中指)的凹陷中。

操 作 直刺或斜刺0.3~0.5寸；或用三棱针点刺出血。

功能主治 头痛，偏头痛，视物模糊，眼眶疼痛，近视，牙痛等。

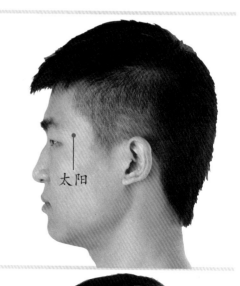

太阳

耳尖 Ěrjiān

定 位 在耳区，在外耳轮的最高点（耳郭向前对折时，在耳郭上部尖端处）。

操 作 直刺0.1~0.2寸；或用三棱针点刺出血。

功能主治 结膜炎，角膜炎，头痛，咽喉肿痛等。

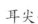

耳尖

球后 Qiúhòu

定 位 在面部，眼球与眶下缘之间,眶下缘外1/4与内3/4交界处。

操 作 轻推眼球向上，沿眶缘缓慢直刺0.5~1.0寸，不作大幅度提插，转捻。拔针后按压3~5分钟。

功能主治 视神经炎，视神经萎缩，视网膜色素变性，青光眼，早期白内障，近视。

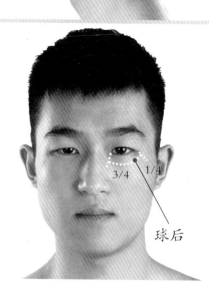

3/4 1/4

球后

上迎香 Shàngyíngxiāng

定　位 在面部，鼻翼软骨与鼻甲的交界处，近鼻翼沟上端处。

操　作 向内上方斜刺0.3~0.5寸。

功能主治 鼻塞，鼻炎，头痛，鼻窦炎，迎风流泪。

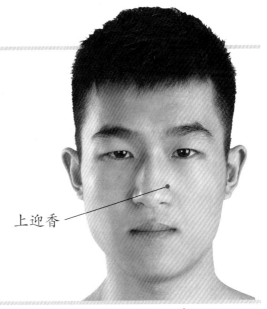

上迎香

内迎香 Nèiyíngxiāng

定　位 在鼻孔内，鼻翼软骨与鼻甲交界的黏膜处（与上迎香相对）。

操　作 用三棱针点刺出血；如有出血性疾患的忌用。

功能主治 目赤肿痛，鼻炎，中暑，眩晕等。

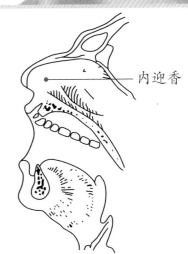

内迎香

聚泉 Jùquán

定　位 在口腔内，舌背正中缝的中点处。

操　作 直刺0.1~0.2寸；或用三棱针点刺出血。

功能主治 咳嗽，哮喘，舌强，食不知味等。

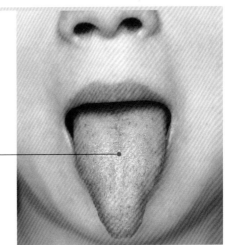

聚泉

海泉 Hǎiquán

定 位 在口腔内，舌下系带中点处。

操 作 直刺0.1~0.2寸；或用三棱针点刺出血。

功能主治 呕吐，呃逆，腹泻，舌缓不收，舌头肿胀等。

金津玉液 Jīnjīn Yùyè

定 位 在口腔内，舌下系带两侧的静脉上，左曰金津，右曰玉液。

操 作 点刺出血。

功能主治 口疮，舌强，舌肿，呕吐，消渴。

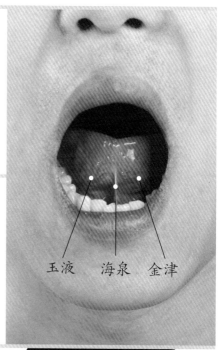

玉液　海泉　金津

牵正 Qiānzhèng

定 位 在面颊部，耳垂前方0.5~1寸，与耳垂中点相平处。

操 作 直刺0.5~1寸，局部有酸胀的感觉向面部扩散；可灸。

功能主治 面神经麻痹，面肌痉挛，口疮，下牙痛，腮腺炎等。

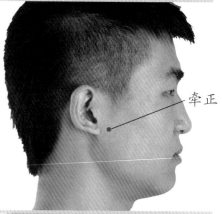

牵正

翳明 Yìmíng

定 位 在项部，翳风后1寸。

操 作 直刺0.5~1.0寸。

功能主治 头痛，眩晕，失眠，目疾，耳鸣。

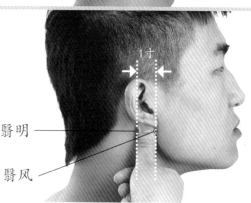

1寸

翳明

翳风

安眠 Ānmián

定 位 在项部，当翳风和风池连线的中点。

操 作 直刺0.5~1.0寸。

功能主治 失眠，心悸，头痛，眩晕，高血压，耳鸣耳聋，神经性头痛。

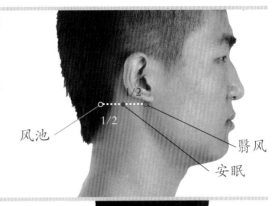

颈百劳 Jǐngbǎiláo

定 位 在项部，第7颈椎棘突直上2寸，后正中线旁开1寸。

操 作 直刺0.5~1.0寸。

功能主治 咳嗽、哮喘、肺结核、颈项强痛。

新设 Xīnshè

定 位 在项部，当第4颈椎横突端，斜方肌外缘（正坐或俯伏，于风池直下，后发际下1.5寸，斜方肌外缘取穴）。

操 作 直刺0.5~1.0寸，局部酸胀，可扩散至同侧颈项部；艾炷灸3~5壮；或艾条灸5~10分钟。

功能主治 角弓反张，后头痛，颈肌痉挛，颈部扭伤，枕神经痛，肩胛部疼痛，咳嗽，气喘，咽喉肿痛，颈淋巴结肿大。

血压点 Xuèyādiǎn

定 位 在项部，第6、7颈椎棘突间旁开2寸。

操 作 直刺0.5~1.0寸。

功能主治 高血压病，低血压病，颈项强痛，落枕。

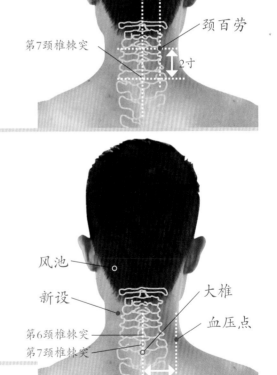

胸腹部奇穴

提托 Tītuō

定 位 在下腹部，脐中下3寸，前正中线旁开4寸（仰卧，在关元旁开4寸处取穴）。

操 作 直刺1.0~1.5寸；可灸。

功能主治 子宫脱垂，肾下垂，腹胀，腹痛，痛经，疝痛等。

子宫 Zǐgōng

定 位 在下腹部，脐中下4寸，前正中线旁开3寸（横平中极）。

操 作 直刺0.8~1.2寸。

功能主治 子宫脱垂，月经不调，痛经，功能性子宫出血，不孕等。

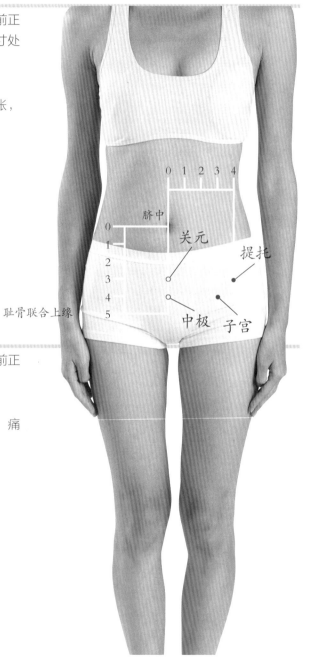

脐中
关元
提托
耻骨联合上缘
中极 子宫

背部奇穴

定喘 Dìngchuǎn

定 位 在脊柱区,横平第7颈椎棘突下,后正中线旁开0.5寸。

操 作 直刺或针尖向内斜刺0.5~1.0寸。

功能主治 支气管炎,支气管哮喘,百日咳,肩关节软组织损伤,落枕等。

夹脊 Jiájǐ

定 位 在脊柱区,第1胸椎至第5腰椎棘突下两侧,后正中线旁开0.5寸,一侧17穴。

操 作 稍向内斜刺0.5~1.0寸,待有麻胀感即停止进针,严格掌握进针的角度和深度,防治损伤内脏或引起气胸。

功能主治 胸1~5夹脊:心肺、胸及上肢疾病;胸6~12夹脊:胃肠、脾、肝胆疾病;腰1~5夹脊:腰、骶、小腹及下肢疾病。

胃脘下俞 Wèiwǎnxiàshù

定 位 在脊柱区,横平第8胸椎棘突下,后正中线旁开1.5寸(在膈俞与肝俞中间)。

操 作 针尖向脊柱方向斜刺0.3~0.5寸。

功能主治 支气管炎,胸膜炎,胃炎,胰腺炎,肋间神经痛,糖尿病等。

接脊 Jiējǐ

定 位 在背部,第12胸椎棘突下凹陷中。

操 作 向上斜刺0.5~1.0寸,局部酸胀,有时可向下放散。

功能主治 腹痛,腹泻,胃痛,脱肛,疝气,癫痫,脊背神经痛,腰痛。

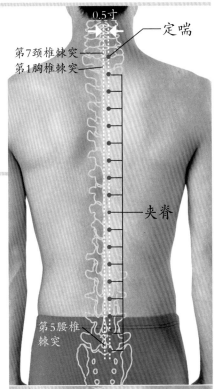

0.5寸

定喘

第7颈椎棘突
第1胸椎棘突

夹脊

第5腰椎棘突

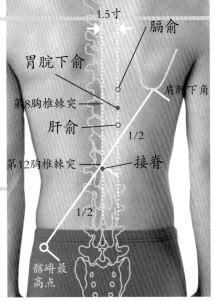

1.5寸

膈俞

胃脘下俞

肩胛下角

第8胸椎棘突

肝俞

1/2

第12胸椎棘突

接脊

1/2

髂嵴最高点

痞根 Pǐgēn

定　位 在腰区，横平第1腰椎棘突下，后正中线旁开3.5寸。

操　作 直刺0.5~1.0寸。

功能主治 胃痉挛，胃炎，胃扩张，肝炎，肝脾肿大，腰肌劳损，肾下垂等。

腰眼 Yāoyǎn

定　位 在腰区，横平第4腰椎棘突下，后正中线旁开约3.5寸凹陷中（直立时，约横平腰阳关两侧呈现的圆形凹陷中）。

操　作 直刺0.5~1.0寸。

功能主治 腰痛，腹痛，尿频，遗尿，口渴等。

腰宜 Yāoyí

定　位 在腰区，横平第4腰椎棘突下，后正中线旁开3寸（腰阳关下1个棘突下凹陷中）。

操　作 直刺1.0~1.2寸，或向脊柱方向平刺2.5~3寸；艾炷灸5~10壮，或艾条灸15~20分钟。

功能主治 腰部软组织损伤，腰痛，妇人血崩，脊柱肌痉挛。

十七椎 Shíqīzhuī

定　位 在腰区，第5腰椎棘突下凹陷中。

操　作 直刺0.5~1.0寸。

功能主治 腰骶痛，腰腿痛，下肢瘫痪，功能性子宫出血，痛经，月经不调，遗尿，胎位不正等。

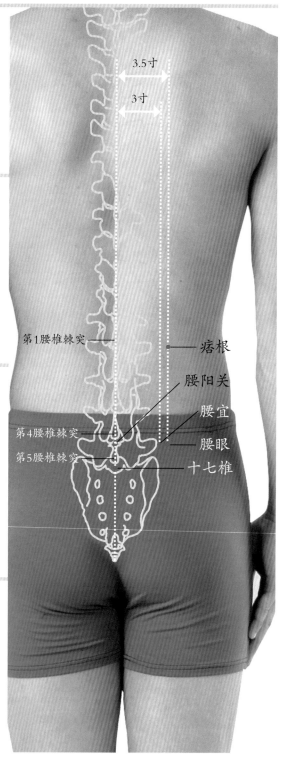

3.5寸

3寸

第1腰椎棘突 —— 痞根

腰阳关

腰宜

第4腰椎棘突 —— 腰眼

第5腰椎棘突 —— 十七椎

肩胛与上肢部奇穴

肩前 Jiānqián

定位 在肩部，当腋前皱襞尽端直上1.5寸处。

操作 直刺1.0~1.5寸；可灸。

功能主治 上肢瘫痪，肩关节周围炎，臂不能举，肩臂内侧疼痛等。

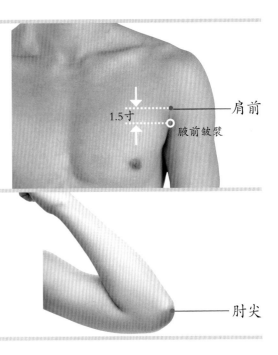

1.5寸
肩前
腋前皱襞

肘尖 Zhǒujiān

定位 在肘后区，尺骨鹰嘴的尖端。

操作 艾炷灸7~15壮。

功能主治 淋巴结结核，痈疽，疔疮，肠痈。

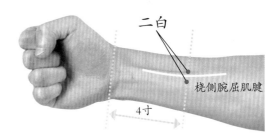

肘尖

二白 Èrbái

定位 在前臂前区，腕掌侧远端横纹上4寸，桡侧腕屈肌腱的两侧，一肢2穴（其中一个穴点在间使后1寸，另一个穴点在桡侧腕屈肌腱的桡侧）。

操作 直刺0.5~0.8寸。

功能主治 痔疮，肛裂，脱肛，前臂痛，胸胁痛等。

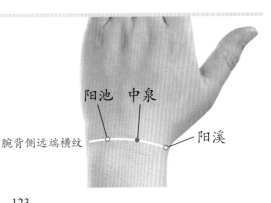

二白
桡侧腕屈肌腱
4寸

中泉 Zhōngquán

定位 在前臂后区，腕背侧远端横纹上，指总伸肌腱桡侧的凹陷中（阳溪与阳池连线的中点处）。

操作 直刺0.3~0.5寸。

功能主治 胸闷，胃痛，呕吐，掌心发热等。

阳池 中泉
阳溪
腕背侧远端横纹

中魁 Zhōngkuí

定位 在手指，中指背面，近侧指间关节的中点处。

操作 艾炷灸5~7壮。

功能主治 噎膈，呕吐，食欲缺乏，呃逆等。

大骨空 Dàgǔkōng

定位 在手指，拇指背面，掌指关节的中点处。

操作 灸。

功能主治 目痛，白内障，风眩，睑弦赤烂，鼻出血，急性胃肠炎等。

小骨空 Xiǎogǔkōng

定位 在手指，小指背面，近侧指间关节的中点处。

操作 灸。

功能主治 目赤肿痛，白内障，风眩，睑弦赤烂，耳聋，咽喉炎，掌指关节痛等。

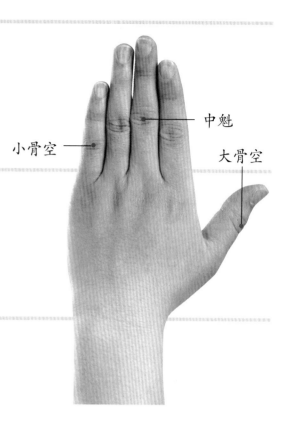

中魁

小骨空

大骨空

腰痛点 Yāotòngdiǎn

定位 在手背，第2、3掌骨间及第4、5掌骨间，腕背侧远端横纹与掌指关节的中点处，一手2穴。

操作 直刺0.3~0.5寸。

功能主治 急性腰扭伤，腰肌劳损，手背红肿疼痛，腕关节炎等。

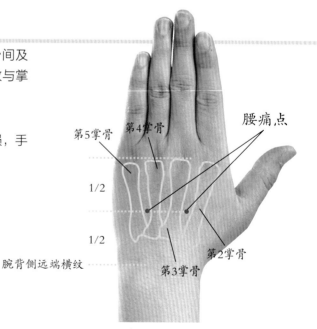

第5掌骨
第4掌骨
腰痛点
1/2
1/2
腕背侧远端横纹
第3掌骨
第2掌骨

外劳宫 Wàiláogōng

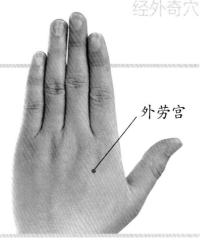

外劳宫

定位 在手背，第2、3掌骨间，掌指关节后0.5寸(指寸)凹陷中（与劳宫前后相对）。

操作 直刺0.3~0.5寸。

功能主治 颈椎病，落枕，手指麻木，偏头痛，腹痛，腹泻等。

八邪 Bāxié

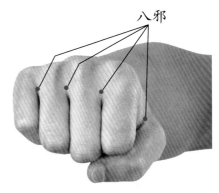

八邪

定位 在手背，第1~5指间，指蹼缘后方赤白肉际处，左右共8穴（微握拳，第1~5指间缝纹端凹陷中。其中第4、5指间穴即液门）。

操作 向上斜刺0.5~0.8寸；或用三棱针点刺出血。

功能主治 烦热，目痛，头痛，项强，咽痛，牙痛，手指麻木，手臂红肿等。

四缝 Sìfèng

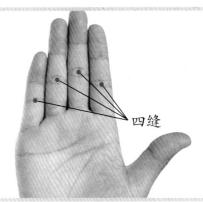

四缝

定位 在手指，第2~5指掌面的近侧指间关节横纹的中央，一手4穴。

操作 点刺0.1~0.2寸，挤出少量黄白色透明样黏液或出血。

功能主治 小儿疳积，小儿腹泻，百日咳，气喘，咳嗽，肠道寄生虫病。

十宣 Shíxuān

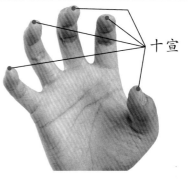

十宣

定位 在手指，十指尖端，距指甲游离缘0.1寸(指寸)，左右共10穴（其中中指尖端穴点即中冲）。

操作 直刺0.1~0.2寸；或用三棱针点刺出血。

功能主治 昏迷，休克，中暑，癫病，惊厥，急性咽喉炎，急性胃肠炎，高血压，手指麻木。

下肢部奇穴

髋骨 Kuāngǔ

定 位 在股前区，梁丘两旁各1.5寸，一肢2穴。

操 作 直刺0.5~1.0寸。

功能主治 腿痛，下肢瘫痪，鹤膝风等。

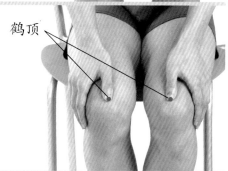

梁丘

1.5寸

髋骨

鹤顶 Hèdǐng

定 位 在膝前区，髌底中点的上方凹陷中。

操 作 直刺0.5~0.8寸。

功能主治 膝痛，足胫无力，瘫痪等。

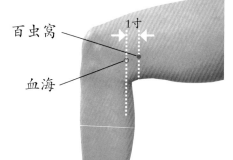

鹤顶

百虫窝 Bǎichóngwō

定 位 在股前区，髌底内侧端上3寸（屈膝，血海上1寸）。

操 作 直刺0.8~1.2寸。

功能主治 虫积，风湿痒疹，下部生疮。

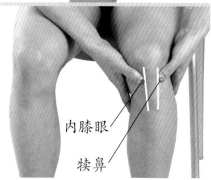

百虫窝

1寸

血海

内膝眼 Nèixīyǎn

定 位 在膝部，髌韧带内侧凹陷处的中央（与犊鼻内外相对）。

操 作 从前内向后外与额状面成45度角斜刺0.5~1.0寸。

功能主治 膝痛，膝关节炎，鹤膝风，腿痛，腿脚痿软。

内膝眼

犊鼻

胆囊 Dǎnnáng

定位 在小腿外侧，腓骨小头直下2寸。

操作 直刺1.0~1.5寸。

功能主治 急慢性胆囊炎，胆石症，胆道蛔虫症，下肢痿痹等。

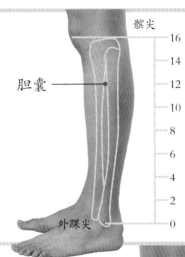

阑尾 Lánwěi

定位 在小腿外侧，髌韧带外侧凹陷下5寸，胫骨前嵴外一横指（中指）（上巨虚上1寸）。

操作 直刺1.0~1.5寸。

功能主治 急、慢性阑尾炎，消化不良，下肢痿痹。

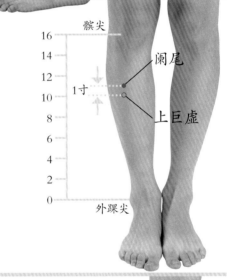

内踝尖 Nèihuáijiān

定位 在踝区，内踝的最凸起处。

操作 禁刺；可灸。

功能主治 牙痛，乳蛾，小儿不语，转筋等。

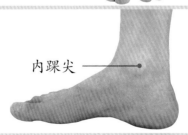

外踝尖 Wàihuáijiān

定位 在踝区，外踝的最凸起处。

操作 禁刺；可灸。

功能主治 脚趾拘急，踝关节肿痛，脚气，牙痛等。

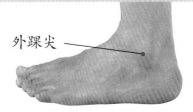

八风 Bāfēng

定 位 在足背，第1~5趾间，趾蹼缘后方赤白肉际处，左右共8穴（其中第1、2，第2、3，第4、5趾间穴点即行间、内庭、侠溪）。

操 作 向上斜刺0.5~0.8寸；或用三棱针点刺出血。

功能主治 足跗肿痛，趾痛，毒蛇咬伤，脚气。

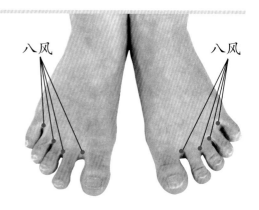

里内庭 Lǐnèitíng

定 位 在足底，第2、3跖趾关节前方凹陷中（在足底，与足背部内庭相对处取穴）。

操 作 直刺0.3-0.5寸；可灸。

功能主治 小儿惊风，癫痫，足趾麻木疼痛，急性胃病，腹痛等。

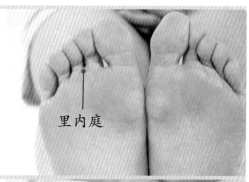

独阴 Dúyīn

定 位 在足底，第2趾的跖侧远端趾间关节的横纹中点。

操 作 直刺0.1~0.2寸。

功能主治 月经不调，心绞痛，胃痛，呕吐等。

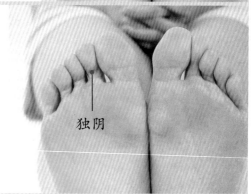

气端 Qìduān

定 位 在足趾，十趾端的中央，距趾甲游离缘0.1寸(指寸)，左右共10穴。

操 作 直刺0.1~0.2寸；或点刺出血。

功能主治 脑血管病急救，足趾麻木，麦粒肿等。

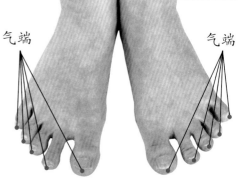

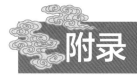

附录

取穴常用术语解释

桡侧

以手掌为例，靠拇指一侧称为桡侧。

尺侧

以手掌为例，靠小指一侧称为尺侧。

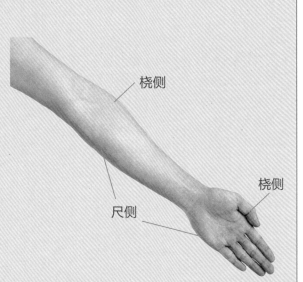

桡侧

尺侧

桡侧

赤白肉际

四肢的内、外侧赤肉与白肉交界处，其中上肢部屈侧（手掌侧）为阴面，皮色较白，所以叫"白肉际"；伸侧（手背侧）为阳面，皮色较深，所以叫"赤肉际"。在下肢部，内侧为阴面，即"白肉际"；外侧及后侧为阳面，即"赤肉际"。

赤白肉际

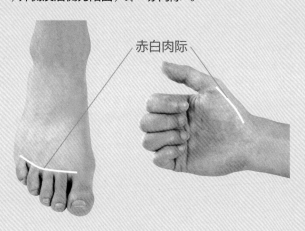

腋后纹头

指腋窝皱襞后端。

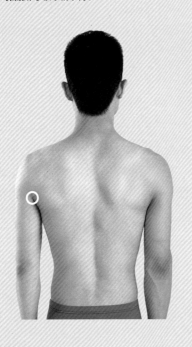

前正中线

指沿身体正中所作的垂线。

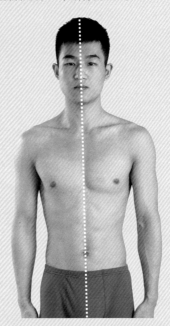

前发际正中

指头部有头发部位的前缘正中。

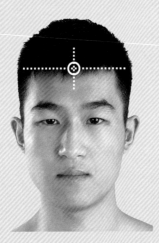

后发际正中

指头部有发部位的后缘正中。

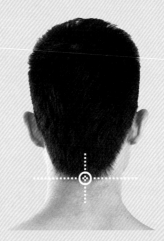

本书穴位索引（按汉语拼音排序）

A

安眠 ……………… 119

B

八风 ……………… 128
八邪 ……………… 125
白环俞 …………… 53
百虫窝 …………… 126
百会 ……………… 103
胞肓 ……………… 58
本神 ……………… 84
髀关 ……………… 26
臂臑 ……………… 16
秉风 ……………… 43
不容 ……………… 23
步廊 ……………… 68

C

承扶 ……………… 54
承光 ……………… 47
承浆 ……………… 113
承筋 ……………… 59
承灵 ……………… 85
承满 ……………… 23
承泣 ……………… 19
承山 ……………… 59
尺泽 ……………… 10
瘈脉 ……………… 78
冲门 ……………… 33
冲阳 ……………… 29
次髎 ……………… 53
攒竹 ……………… 46
长强 ……………… 98

D

大包 ……………… 35
大肠俞 …………… 51
大都 ……………… 31
大敦 ……………… 93
大骨空 …………… 124
大赫 ……………… 65
大横 ……………… 34
大巨 ……………… 25
大陵 ……………… 72
大迎 ……………… 20
大钟 ……………… 63
大杼 ……………… 48
大椎 ……………… 101
带脉 ……………… 87
胆囊 ……………… 127
胆俞 ……………… 50
膻中 ……………… 111
当阳 ……………… 115
地仓 ……………… 19
地机 ……………… 32
地五会 …………… 91
定喘 ……………… 121
督俞 ……………… 49
独阴 ……………… 128
犊鼻 ……………… 27
兑端 ……………… 105

E

耳和髎 …………… 79
耳尖 ……………… 116
耳门 ……………… 79
二白 ……………… 123
二间 ……………… 13

F

飞扬 ———————— 59

肺俞 ———————— 48

丰隆 ———————— 28

风池 ———————— 85

风府 ———————— 102

风门 ———————— 48

风市 ———————— 88

跗阳 ———————— 60

伏兔 ———————— 26

扶突 ———————— 17

浮白 ———————— 83

浮郄 ———————— 54

府舍 ———————— 34

附分 ———————— 55

复溜 ———————— 64

腹哀 ———————— 34

腹结 ———————— 34

腹通谷 ———————— 67

G

肝俞 ———————— 50

膏肓 ———————— 56

膈关 ———————— 56

膈俞 ———————— 49

公孙 ———————— 31

关冲 ———————— 74

关门 ———————— 24

关元 ———————— 107

关元俞 ———————— 52

光明 ———————— 90

归来 ———————— 26

H

海泉 ———————— 118

颔厌 ———————— 81

合谷 ———————— 13

合阳 ———————— 59

鹤顶 ———————— 126

横骨 ———————— 65

后顶 ———————— 103

后溪 ———————— 40

华盖 ———————— 112

滑肉门 ———————— 24

环跳 ———————— 88

肓门 ———————— 58

肓俞 ———————— 66

会阳 ———————— 54

会阴 ———————— 107

会宗 ———————— 75

魂门 ———————— 57

J

经渠 ———————— 11

箕门 ———————— 33

极泉 ———————— 37

急脉 ———————— 96

脊中 ———————— 99

夹脊 ———————— 121

颊车 ———————— 20

间使 ———————— 72

肩井 ———————— 86

肩髎 ———————— 77

肩前 ———————— 123

肩外俞 ———————— 43

肩髃 ———————— 16

肩贞 ———————— 42

肩中俞 ———————— 43

建里 ———————— 109

交信 ———————— 64

角孙 ———————— 78

接脊 ———————— 121

解溪 ———————— 29

金津玉液 ———————— 118

金门 ———————— 61

筋缩 ———————— 100

京骨 ———————— 61

京门 ———————— 87

睛明 ———————— 46

颈百劳 ———————— 119

鸠尾 ———————— 111

居髎 ———————— 88

巨骨 ———————— 16

巨髎 ———————— 19

巨阙 ———————— 110

聚泉 ———————— 117

厥阴俞 ———————— 49

髋骨 …………… 126

K

孔最 …………… 10
口禾髎 …………… 17
库房 …………… 21
昆仑 …………… 60

L

阑尾 …………… 127
劳宫 …………… 72
蠡沟 …………… 94
里内庭 …………… 128
厉兑 …………… 29
廉泉 …………… 113
梁门 …………… 24
梁丘 …………… 27
列缺 …………… 10
灵道 …………… 37
灵台 …………… 100
灵墟 …………… 68
漏谷 …………… 32
颅息 …………… 78
络却 …………… 47

M

眉冲 …………… 48
命门 …………… 98
目窗 …………… 84

N

脑户 …………… 102
脑空 …………… 85
臑会 …………… 76
臑俞 …………… 42
内关 …………… 72
内踝尖 …………… 127
内庭 …………… 29
内膝眼 …………… 128
内迎香 …………… 117

P

膀胱俞 …………… 52
脾俞 …………… 50
痞根 …………… 122
偏历 …………… 14
魄户 …………… 55
仆参 …………… 60

Q

期门 …………… 96
气冲 …………… 26
气端 …………… 128
气海 …………… 108
气海俞 …………… 51
气户 …………… 22
气舍 …………… 21
气穴 …………… 66
牵正 …………… 118

N

前顶 …………… 103
前谷 …………… 40
强间 …………… 102
青灵 …………… 37
清泠渊 …………… 76
丘墟 …………… 90
球后 …………… 116
曲鬓 …………… 82
曲差 …………… 46
曲池 …………… 15
曲骨 …………… 107
曲泉 …………… 94
曲垣 …………… 43
曲泽 …………… 71
颧髎 …………… 44
缺盆 …………… 21

R

然谷 …………… 63
人迎 …………… 21
日月 …………… 86
乳根 …………… 23
乳中 …………… 23

S

三间 …………… 13
三焦俞 …………… 51
三阳络 …………… 75
三阴交 …………… 32

商丘 ······· 32	食窦 ······· 34	天冲 ······· 83
商曲 ······· 67	手三里 ······· 15	天窗 ······· 44
商阳 ······· 13	手五里 ······· 16	天鼎 ······· 17
上迎香 ······· 117	束骨 ······· 61	天府 ······· 9
上关 ······· 81	俞府 ······· 69	天井 ······· 76
上巨虚 ······· 28	率谷 ······· 82	天髎 ······· 77
上廉 ······· 15	水道 ······· 25	天泉 ······· 71
上髎 ······· 53	水分 ······· 109	天容 ······· 44
上脘 ······· 110	水沟 ······· 105	天枢 ······· 25
上星 ······· 104	水泉 ······· 64	天突 ······· 113
少冲 ······· 38	水突 ······· 21	天溪 ······· 35
少府 ······· 38	丝竹空 ······· 79	天牖 ······· 77
少海 ······· 37	四白 ······· 19	天柱 ······· 48
少商 ······· 11	四渎 ······· 76	天宗 ······· 42
少泽 ······· 40	四缝 ······· 125	条口 ······· 28
申脉 ······· 60	四满 ······· 66	听宫 ······· 44
身柱 ······· 101	四神聪 ······· 115	听会 ······· 81
神藏 ······· 69	素髎 ······· 105	通里 ······· 38
神道 ······· 100		通天 ······· 47
神封 ······· 68	**T**	瞳子髎 ······· 81
神门 ······· 38	太白 ······· 31	头临泣 ······· 84
神阙 ······· 109	太冲 ······· 93	头窍阴 ······· 83
神堂 ······· 56	太溪 ······· 63	头维 ······· 20
神庭 ······· 104	太阳 ······· 116	
肾俞 ······· 51	太乙 ······· 24	**W**
十七椎 ······· 122	太渊 ······· 11	外关 ······· 75
十宣 ······· 125	陶道 ······· 101	外踝尖 ······· 127
石关 ······· 67	提托 ······· 120	外劳宫 ······· 125
石门 ······· 108	天池 ······· 71	外陵 ······· 25

134

外丘 ⋯⋯⋯⋯ 89

完骨 ⋯⋯⋯⋯ 83

腕骨 ⋯⋯⋯⋯ 40

维道 ⋯⋯⋯⋯ 87

委阳 ⋯⋯⋯⋯ 55

委中 ⋯⋯⋯⋯ 55

胃仓 ⋯⋯⋯⋯ 57

胃俞 ⋯⋯⋯⋯ 50

胃脘下俞 ⋯⋯⋯ 121

温溜 ⋯⋯⋯⋯ 14

屋翳 ⋯⋯⋯⋯ 22

五处 ⋯⋯⋯⋯ 46

五枢 ⋯⋯⋯⋯ 87

小骨空 ⋯⋯⋯⋯ 124

小海 ⋯⋯⋯⋯ 42

心俞 ⋯⋯⋯⋯ 49

新设 ⋯⋯⋯⋯ 119

囟会 ⋯⋯⋯⋯ 104

胸乡 ⋯⋯⋯⋯ 35

悬颅 ⋯⋯⋯⋯ 82

悬厘 ⋯⋯⋯⋯ 82

悬枢 ⋯⋯⋯⋯ 99

悬钟 ⋯⋯⋯⋯ 90

璇玑 ⋯⋯⋯⋯ 112

血海 ⋯⋯⋯⋯ 33

血压点 ⋯⋯⋯⋯ 119

腰俞 ⋯⋯⋯⋯ 98

液门 ⋯⋯⋯⋯ 74

意舍 ⋯⋯⋯⋯ 57

谚谚 ⋯⋯⋯⋯ 56

翳风 ⋯⋯⋯⋯ 78

翳明 ⋯⋯⋯⋯ 118

阴包 ⋯⋯⋯⋯ 95

阴都 ⋯⋯⋯⋯ 67

阴谷 ⋯⋯⋯⋯ 65

阴交 ⋯⋯⋯⋯ 108

阴廉 ⋯⋯⋯⋯ 95

阴陵泉 ⋯⋯⋯⋯ 33

阴郄 ⋯⋯⋯⋯ 38

阴市 ⋯⋯⋯⋯ 27

殷门 ⋯⋯⋯⋯ 54

龈交 ⋯⋯⋯⋯ 105

隐白 ⋯⋯⋯⋯ 31

印堂 ⋯⋯⋯⋯ 104

X

行间 ⋯⋯⋯⋯ 93

郄门 ⋯⋯⋯⋯ 71

膝关 ⋯⋯⋯⋯ 94

膝阳关 ⋯⋯⋯⋯ 89

侠白 ⋯⋯⋯⋯ 9

侠溪 ⋯⋯⋯⋯ 91

下关 ⋯⋯⋯⋯ 20

下巨虚 ⋯⋯⋯⋯ 28

下廉 ⋯⋯⋯⋯ 14

下髎 ⋯⋯⋯⋯ 53

下脘 ⋯⋯⋯⋯ 109

陷谷 ⋯⋯⋯⋯ 29

消泺 ⋯⋯⋯⋯ 76

小肠俞 ⋯⋯⋯⋯ 52

Y

哑门 ⋯⋯⋯⋯ 102

阳白 ⋯⋯⋯⋯ 84

阳池 ⋯⋯⋯⋯ 74

阳辅 ⋯⋯⋯⋯ 90

阳纲 ⋯⋯⋯⋯ 57

阳谷 ⋯⋯⋯⋯ 41

阳交 ⋯⋯⋯⋯ 89

阳陵泉 ⋯⋯⋯⋯ 89

阳溪 ⋯⋯⋯⋯ 14

养老 ⋯⋯⋯⋯ 41

腰痛点 ⋯⋯⋯⋯ 124

腰眼 ⋯⋯⋯⋯ 122

腰阳关 ⋯⋯⋯⋯ 98

腰宜 ⋯⋯⋯⋯ 122

膺窗 ⋯⋯⋯⋯ 22

迎香 ⋯⋯⋯⋯ 17

涌泉 ⋯⋯⋯⋯ 63

幽门 ⋯⋯⋯⋯ 68

鱼际 ⋯⋯⋯⋯ 11

鱼腰 ⋯⋯⋯⋯ 115

玉堂 ⋯⋯⋯⋯ 111

玉枕 ⋯⋯⋯⋯ 47

彧中 ⋯⋯⋯⋯ 69

渊腋 ⋯⋯⋯⋯ 86

云门 ⋯⋯⋯⋯ 9

Z

章门	96	中渎	88	周荣	35
照海	64	中封	93	肘尖	123
辄筋	86	中府	9	肘髎	15
正营	85	中极	107	筑宾	65
支沟	75	中魁	124	子宫	120
支正	41	中髎	53	紫宫	112
至阳	100	中膂俞	52	足临泣	91
至阴	61	中泉	123	足窍阴	91
志室	58	中枢	99	足三里	27
秩边	58	中庭	111	足通谷	61
中冲	72	中脘	110	足五里	95
中都	94	中渚	74		
		中注	66		